Ina Pichlmayr
Katharina Pichlmayr

Von was wir reden,
wenn ein Kind entsteht

AF222600

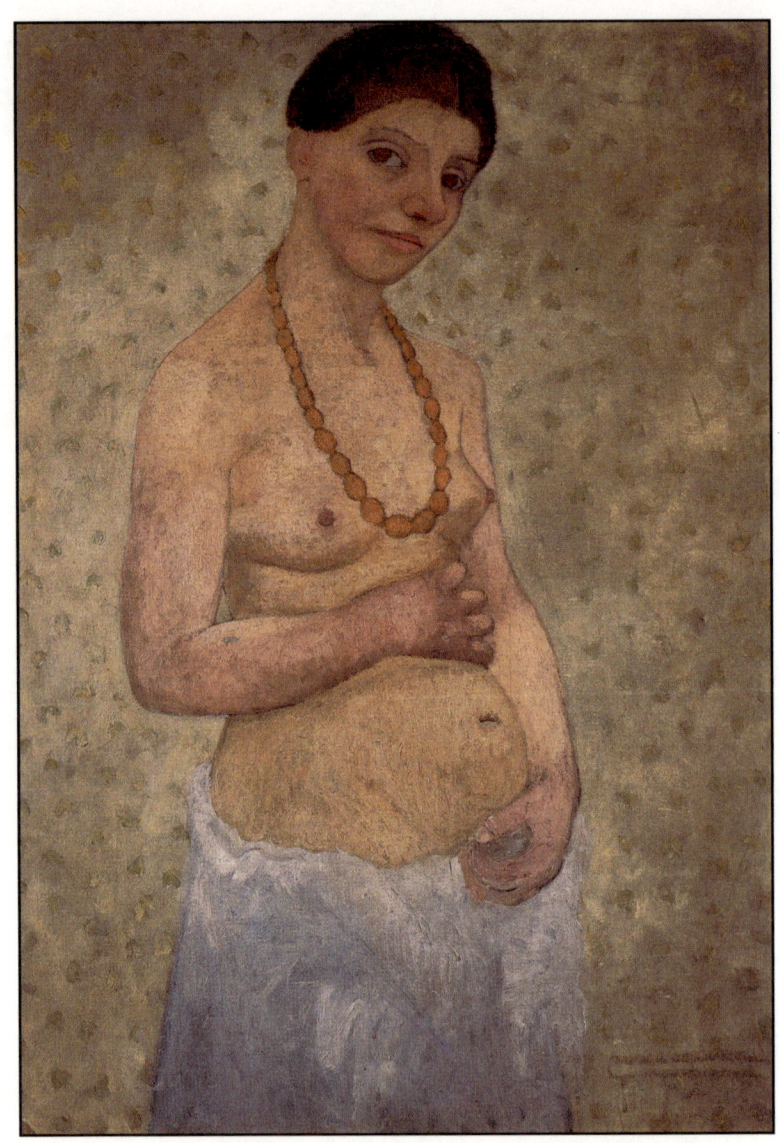

Paula Modersohn-Becker, Selbstbildnis am 6. Hochzeitstag

Von was wir reden,

wenn ein Kind entsteht

Ina Pichlmayr

Katharina Pichlmayr

Hannover

2008

Impressum

Copyright
Texte: Ina Pichlmayr, Katharina Pichlmayr

Abbildungsnachweise
Die Herkunft der Abbildungen wird jeweils in den Bildlegenden mitgeteilt.

Umschlaggestaltung
nach einer Karte von Keith Haring

Lektorat, Satz und Layout
Die ABC-Werkstatt, Wolfhard Friedrich, Hannover, Kirchröder Str. 74, 30625 Hannover

Herstellung und Verlag: Books on Demand GmbH, Norderstedt

ISBN: 978-3-8334-7620-4

Vorwort

Das vorliegende Sachbuch schildert die biologischen Voraussetzungen der Eltern zur Zeugung, die Vorgänge von der Empfängnis bis zur Geburt eines Kindes sowie die körperlichen Veränderungen der Mutter in Schwangerschaft und Wochenbett. Im Gegensatz zu anderen Ratgebern auf diesem Gebiet wird dabei speziell die medizinische Sichtweise berücksichtigt.

Der Anhang enthält Ratschläge zu Schwangerschaft, Geburt und Wochenbett aus dem Erfahrungsbereich von Hebammen, wobei Kräuter- und Aromatherapie sowie Homöopathie und Akupunktur berücksichtigt sind.

Das Verständnis der schwangeren Frau für die Entwicklungsabfolge des in ihr entstehenden Kindes trägt dazu bei, Störungen im Verlauf der Schwangerschaft zu vermindern. Die Kenntnis von Geburtsablauf und Wochenbett erleichtert ihr die Auseinandersetzung mit den dabei ablaufenden körperlichen Vorgängen. Durch Berücksichtigung der Hebammenvorschläge im Anhang können Beschwerden in der Schwangerschaft und um die Geburt Linderung finden.

Für Hebamme und Arzt ist die werdende Mutter als sachkundige und verständige Partnerin in der Schwangerschaft, während der Geburt und im Wochenbett wichtig und erwünscht.

Professor Dr. Ina Pichlmayr
(FA für Anästhesiologie und Intensivmedizin)

Katharina Pichlmayr
(Diplomierte Hebamme)

5

Inhalt im Überblick

Teil I: Entwicklungsabfolge des entstehenden Kindes

Inhalt im Überblick

Teil II: Ratschläge zu Schwangerschaft, Geburt und Wochenbett

Inhalt des Teiles II im Detail

Hebammen-Ratschläge zu Schwangerschaft, Geburt und Wochenbett

Inhalt des Teiles II im Detail

Inhalt des Teiles II im Detail

Einführung

Kinder sind Hoffnung und lebender, in die Zukunft reichender Ausdruck elterlicher Liebe und Zusammengehörigkeit.

Die Geburt eines gesunden Kindes ist Wunder und Geschenk. Wesentliche Voraussetzungen müssen erfüllt sein, um ein neues Leben zu zeugen und zu empfangen; danach erfordern Entwicklung und Heranwachsen der Frucht im Mutterleib sorgsame Aufmerksamkeit und Schutz vor schädigenden Einflüssen. Die Geburt soll sanft, d.h. stressfrei für Mutter und Kind, unter den günstigsten Bedingungen erfolgen. Die ersten Lebenstage des Kindes sollen von der Zuwendung der Eltern und der aufmerksamen Pflege durch medizinische und verwandtschaftliche Betreuer umgeben sein.

Das Austragen und die sachgerechte, liebevolle Betreuung eines Kindes während und unmittelbar nach der Geburt werden als besonders verantwortungsvolle Aufgabe der Gesellschaft angesehen.

Neues Leben entsteht durch die Verschmelzung der weiblichen Ei- und der männlichen Samenzelle. Schon unmittelbar nach der Befruchtung ist in der Zygote (= Zelle, die aus der Verschmelzung von Ei- und Samenzelle entsteht und Ursprungszelle, aus der sich das Individuum der neuen Generation entwickelt) das individuelle genetische Geschlecht durch die Geschlechtschromosomen

XX = weiblich, XY = männlich,

determiniert. Das gonadale Geschlecht, das sind die geschlechtsspezifischen Organe und Merkmale, wird sekundär, durch den Geschlechtschromosomenkomplex festgelegt.

Für beide Geschlechtspartner ist Vorbedingung für die Zeugung eines Kindes, dass die Geschlechtsorgane fehlerfrei angelegt, altersentsprechend entwickelt und frei von krankhaften Veränderungen sind. Beide Partner müssen im geschlechtsreifen Alter sein. Die hormonelle Steuerung der Geschlechtsvorgänge muss störungsfrei verlaufen, die **Gametogenese** (Bildung spezifischer Keimzellen) muss abgeschlossen sein. Bis zur Zeugungs- und Empfängnisreife legen Ei- und Samenzelle einen langen Entwicklungsweg zurück, der für die beiden Geschlechter in manchen Phasen parallel, in anderen unterschiedlich verläuft.

Die Keimdrüsenentwicklung bei den Geschlechtern

Die Keimzellen beider Geschlechter sind bis zur 7. Entwicklungswoche des Embryos (kindliche Frucht bis zur vollständigen Organanlage in der 9. Woche) identisch. Sie entstehen in der 3. Woche im Dottersack, einem Anhangsgebilde der Embryonalanlage und wandern in der 5. Woche in die Keimdrüsenanlage der embryonalen Genitalleiste.

Der sich bei der Befruchtung ergebende **Geschlechtschromosomenkomplex** bestimmt die Entwicklung des Gonadentyps (Gonaden = Geschlechtsdrüsen, Keimdrüsen). Unter dem Einfluss der Geschlechtshormone entwickelt sich die männliche Keimdrüse bei XY – Konstellation. Bei Vorhandensein von XX entsteht ein beidseitiges Ovar.

Bei der männlichen Entwicklung hat der kurze Arm des Y – Chromosoms geschlechtsbestimmenden Einfluss auf das indifferente Keimepithel, das die Bildung der inneren und äußeren Geschlechtsorgane induziert. Danach wird die männliche Entwicklung durch im Hoden produzierte Androgene (= männliche Hormone) gesteuert. Das Fehlen von Andogenen führt zur weiblichen Prägung.

Bis zur Geburt unterliegen männliche und weibliche Geschlechtsorgane zahlreichen hormonalen und faktoriellen Einflüssen. Bei fehlendem Y – Chromosom und entsprechem Ausbleiben der im Hoden produzierten Androgene entwickeln sich weibliche Geschlechtsorgane.

Nach der 12. Entwicklungswoche haben die Gonaden unter dem Einfluss der Geschlechtschromosomen geschlechtsspezifische Charakteristika ausgebildet: beim männlichen Feten (= kindliche Frucht zwischen dem 3. und 9. Monat) entsteht aus der Keimanlage der Hoden. Unter dem Einfluss der dort von Leydig-zellen produzierten Andogene wandeln sich Urnierenkanälchen zum Nebenhoden und bilden daneben mit den so genannten Wolffgängen die ableitenden Samenwege. In den Samenbläschen (tubuli seminiferi) des Hodens lagern sich die aus den Urgeschlechtszellen stammenden Spermatogonien ab.

Die Stützzellen des Hodens (Sertoli-Zellen) verhindern durch eine Hemmsubstanz die weibliche Geschlechts-Differenzierung aus den so genannten Müllergängen. Der Einfluss der Andogene ist auch für die Differenzierung der äußeren Geschlechtsorgane mit Ausbildung von Penis und Skrotum verantwortlich.

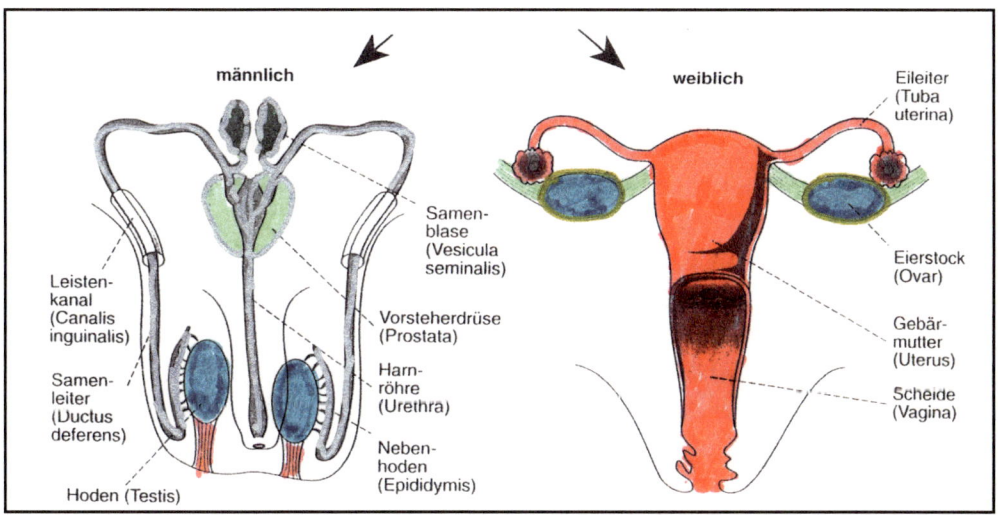

Abb.1: Männliche und weibliche Geschlechtsorgane (Nach: Speckmann-Wittowski: Bau und Funktion des menschlichen Körpers 19 (1998) S. 446. Urban und Schwarzenberg).

In den Zellen der embryonalen Plazentaanlage lässt sich bereits in der 2. Embryonalwoche am Vorhandensein (= weiblich) oder Fehlen (= männlich) des Geschlechtschromatins erkennen, ob die Frucht männlich oder weiblich determiniert ist.

Die Ureizellen bleiben bis zur Pubertät in der Rinde der Eierstöcke in ihrer nächsten Enrwicklungsstufe – dem Primärfollikel – stehen. Unter dem Einfluss der weiblichen Hormone (Gonadotropine) beginnt dann beim Übergang in den Sekundärfollikel die Gametogenese (**Gamet** = aus der Reifeteilung hervorgegangene Geschlechtszelle mit haploidem Chromosomensatz), d.h. die Bildung der spezifischen Keimzellen (– hier der Eizellen).

Die Gametogenese bereitet sowohl männliche als auch weibliche Keinzellen während der Entwicklung zur Samen- bzw. Eizelle auf ihre Vereinigung bei der Befruchtung vor, indem sie die Chromosomenzahl der Keimzellen in 2 Schritten (1. und 2. Reifeteilung = **Meiose**) auf die Hälfte reduziert. Diese Entwicklung findet nur bei den Keimzellen statt und führt zu Samen- bzw. Eizelle mit jeweils auf die Hälfte (haploidem) reduziertem Chromosomensatz. Während der Reifeteilung findet ein Austausch von Chromosomenstücken statt, der zu vielfältigen genetischen Varianten führt.

Während die Grundvorgänge bei Mann und Frau identisch sind, unterscheiden sie sich in ihrem zeitlichen Ablauf und der Anzahl der Endprodukte. Auf eine gereifte Eizelle kommen 4 Spermien.

Beim Mädchen beginnt die erste Reifeteilung vor der Geburt, wird aber dann durch Hemmsubstanzen bis kurz vor dem Eisprung (Ovulation) in der Pubertät angehalten. Diese lange Dauer der 1. Reifeteilung wird für Meiosefehler (z.B. Non-Disjunktion) verantwortlich gemacht.

Primäre Oozyten bleiben unverändert in der Rinde des Ovars bis zur Pubertät liegen. In der Pubertät reift monatlich jeweils ein Follikel (selten mehr) heran, der kurz vor der Ovulation die 1. Reifeteilung vollendet. Während der Ovulation, bei der die Eizelle aus dem Eierstock in den Eileiter ausgestoßen wird, beginnt im Zellkern der sekundären Oozyte die 2. Reifeteilung, welche erst bei eingetretener Befruchtung beendet wird. Die Eizelle ist groß und plasmareich; die bei den Reifeteilungen entstandenen Geschwisterzellen, die so genannten Polkörperchen, degenerieren.

Beim Mann nennt man die Entwicklungsvorgänge von der primären Keimzelle, der Spermatogonie zum Spermatozyten und den Spermien, Spermatogenese.

Die Ausreifung der Spermatozyten beginnt mit der Pubertät. Die Ursamenzellen liegen seit der Fetalperiode unverändert in den Samengängen des Hodens. Mit Beginn der Pubertät vermehren und differenzieren sie sich zu Spermatozyten 1. Ordnung. Jede Spermatozyte 1. Ordnung macht eine erste Reifeteilung durch und bildet zwei Spermatozyten 2. Ordnung. Nach der zweiten Reifeteilung bilden sich 4 Spermatiden mit haploidem Chromosomensatz, die in einem Differenzierungsprozeß zu 4 Spermien umgewandelt werden.

Dieser Vorgang der Entwicklung und Differenzierung dauert 64 Tage, er wiederholt sich beim Mann bis ins hohe Alter. Die Spermien werden in den Nebenhodengang transportiert, wo sie vollständig ausreifen und gespeichert werden.

Das reife Spermium ist frei beweglich. Sein Kopf-, Hals- und Schwanzteil sind durch Verbindungsstücke aneinander gekoppelt. Der Kopf enthält den Zellkern. Er trägt eine Kappe – das Akrosom –, das Enzyme für das Durchdringen der Eimembran enthält. Der Schwanz besteht aus 3 Teilen, die in ihrem Zusammenspiel die zielgerichteten Bewegungen des Spermiums steuern und ihren Antrieb aus dem Zwischenstück beziehen. Spermien sind die kleinsten Körperzellen.

Anatomische und funktionelle Voraussetzungen für eine Empfängnis

Mit Ausnahme der Brustdrüsen liegen die Geschlechtsorgane der Frau im kleinen Becken.

Die Geschlechtsorgane der Frau sind:

- Ovarien = Eierstöcke
- Tuben = Eileiter
- Uterus = Gebärmutter mit Fundus und 3-schichtigem Corpus, d.h.
    - Endometrium = Schleimhaut
    - Muscularis = dicke Muskelschicht
    - Serosa = Überzug
  Cervix = Hals
    - mit innerem Muttermund
    - äußerem Muttermund
- Vagina = Scheide
    - Klitoris = Genitalhöcker, Kitzler
- Vestibulum vaginae = Scheidenvorhof
- Labia minora = kleine Schamlippen
- Labia majora = große Schamlippen
- Mammae = Brustdrüsen

In der Rinde der beiden **Eierstöcke** warten Vorstufen der Eizellen (Follikel) auf ihre Reifung. Die **Eileiter** reichen mit einem Zipfel an die Eierstöcke heran, um die Eizelle nach dem Eisprung zunächst aufzufangen und dann durch einen Sekretfluß in die **Gebärmutter** zu spülen. Sie münden am rechten und linken oberen Pol der Gebärmutter. Die Gebärmutter besteht aus 3 Gewebsschichten, der inneren Schleimhautschicht, einer dicken Muskelschicht und einem äußeren Überzug. Oberhalb der Eileiter-Einmündungsstellen wölbt sich ihr oberer Anteil (Fundus) wie ein Dach über den Gebärmutterkörper, der in der Schwangerschaft die Aufgabe des Fruchthalters übernimmt. Er verjüngt sich nach unten in den Gebärmutterhals. Die Muskelschicht ist hier sehr dünn. Dieser Anteil der Gebärmutter wird nach oben durch den inneren Muttermund, nach unten durch den äußeren Muttermund begrenzt. Während der unfruchtbaren Tage der Frau ist der Gebärmutterhals durch einen festen Sekretpfropf verschlossen; er wird in den fruchtbaren Tagen für Spermien durchlässig.

Der Gebärmutterhals mündet mit seinem unteren Ende – der Portio – in die Scheide. Die Scheide enthält Schleimdrüsen und Bakterien, die für ein angemessenes Milieu sorgen und eine Barriere gegen aufsteigende Infektionen bilden. Der Scheidenvorhof enthält ebenfalls Sekretdrüsen. Die Klitoris liegt am oberen Pol des Vorhofs; sie ist sexuell besonders erregbar. Kleine und große Schamlippen begrenzen und schützen den Genitaltrakt der Frau.

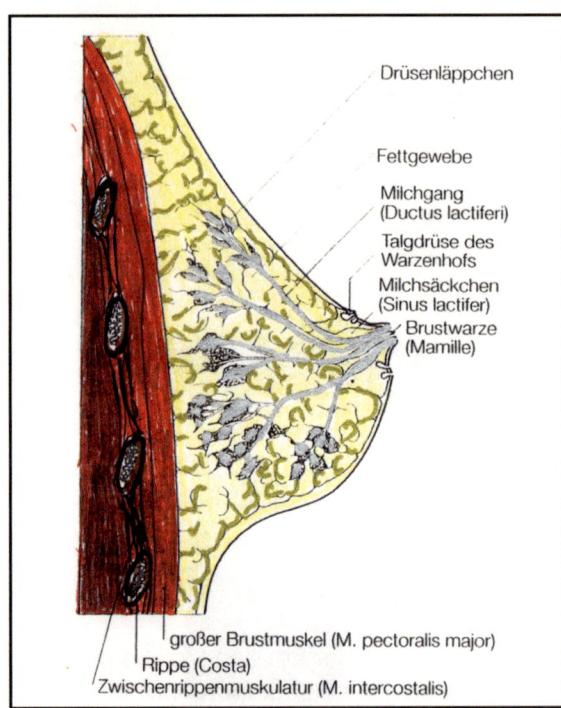

Abb.2: Längsschnitt der weiblichen Brust (Nach Speckmann-Wittowski: Bau und Funktion des Menschlichen Körpers 19 (1998) S.446, Urban und Schwarzenberg).

Die beiden **Brustdrüsen** sitzen dem großen Brustmuskel auf. Sie bestehen aus Drüsengewebe, den Milchgängen Binde- und Fettgewebe. Die einzelnen Drüsenläppchen sind von einer dünnen Muskelschicht umhüllt, die während der Milchproduktion deren Entleerung unterstützt. Die Milch gelangt über die Milchgänge zunächst in unterhalb der Brustwarze gelegene Milchseen und von dort aus über jeweils 12-15 Ausführungsgänge zur Brustwarze.

Die von einem Hof umgebenen Brustwarzen heben sich durch dunkle Pigmentierung von der umgebenden Haut ab.

Zwischen der ersten Regelblutung, der **Menarche**, und dem Aufhören der monatlichen Blu-

18

tung, dem **Klimakterium**, laufen an den Geschlechtsorganen den Frau hormon-gesteuerte, zyklische Veränderungen ab, die auf eine mögliche Schwangerschaft vorbereiten.

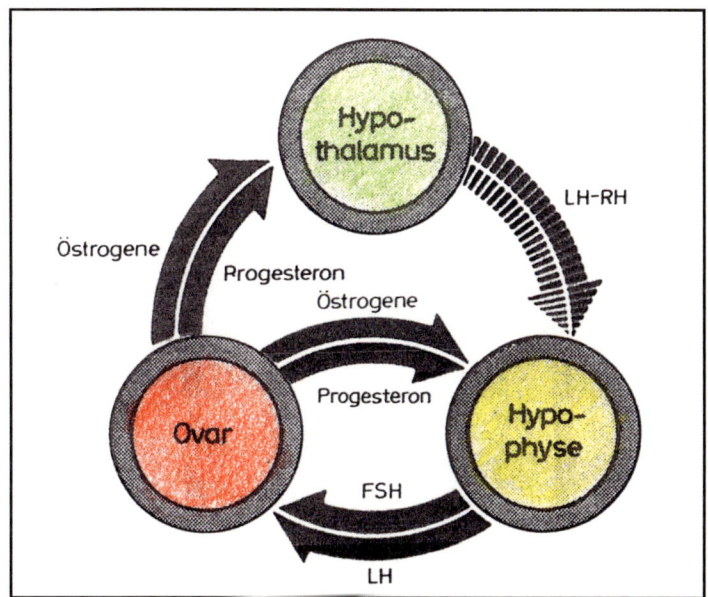

Abb.3: Schematische Darstellung des hormonellen Regelkreises zwischen Hypothalamus, Adenohypophyse und Ovar. (Nach: Schmidt-Matthiesen, H.: Gynäkologie und Geburtshilfe. Schattauer 1992).

FSH, das Follikelstimulierende Hypophysenhormon fördert die Entwicklung eines Follikels und, zusammen mit dem Luteinisierenden Hormon LH, dessen Ausreifung. Die Freisetzung beider Hormone wird durch den Hypothalamus gesteuert. Während seiner Reifung setzt der Follikel Oestrogen frei. Kurz vor dem Eisprung kommt es zu einer LH-Spitze, die den Sekretdruck im Follikel erhöht und zur Ausstoßung der reifen Eizelle führt (Eisprung, evtl. mit dem so genannten Mittelschmerz verbun-den).Unter LH-Einfluß wandelt sich der Restfollikel zum Gelbkörper (Corpus luteum), der neben Oestrogenen vor allem Progesteron freisetzt und die Sekretionsphase einleitet, die die Uterusschleimhaut auf die Einnistung einer befruchteten Eizelle vorbereitet.

Ist die Eizelle befruchtet, so vergrößert sich der Gelbkörper (Corpus luteum gra-viditatis) und schützt durch seine Hormonproduktion die Frühschwangerschaft bis zur 20. Woche, wobei er selbst durch das vom Keimling produzierte HCG (Humanes Chorion-Gonadotropin) miterhalten wird. Anschließend kann die Plazenta mit ihren

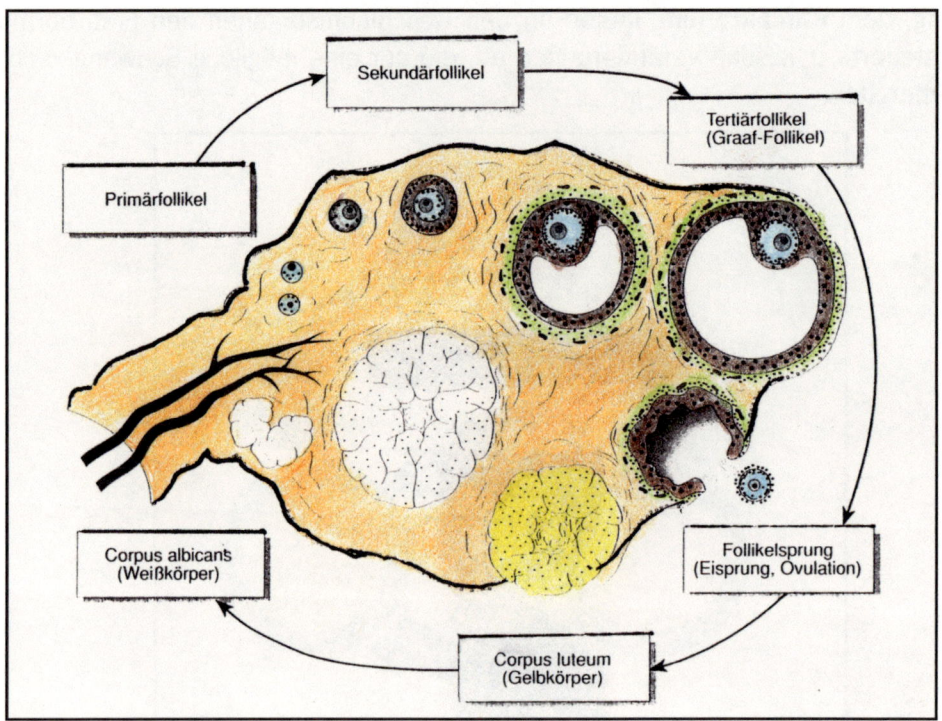

Abb.4: Längsschnitt durch einen Eierstock mit schematischer Darstellung von Follikelreifung, Eisprung und Umwandlung der Follikelwand über den Gelbkörper zum weißen Narbengewebe. (Nach: Speckmann-Wittowski: Bau und Funktion des menschlichen Körpers. 19 (1998) S. 444. Urban u. Schwarzenberg).

Hormonen Oestrogen und Progesteron die Schwangerschaft aufrechterhalten. Wird die Eizelle nicht befruchtet, degeneriert der Gelbkörper ab dem 12. Tag nach Eisprung und wandelt sich in ein weißes Narbengewebe um.

Zu den funktionellen Voraussetzungen für eine Empfängnis gehört ein regelmäßiger **Menstruationszyklus**, das sind an der Gebärmutterschleimhaut ablaufende zyklische Veränderungen, deren hervorstechendstes Merkmal die monatliche Blutung ist. Der Menstruationszyklus von durchschnittlich 28 Tagen wird von den ovariellen Hormonen Oestrogen und Progesteron gesteuert. Abweichungen vom 28-Tage-Zyklus beruhen auf einer Verlängerung oder Verkürzung der Proliferationsphase bis zum Eisprung.

Die Fruchtbarkeit oder Zeugungsfähigkeit des Mannes (Potentia generandi) basiert ebenfalls auf einer Reihe von Voraussetzungen:

- der Anlage und altersentsprechenden Entwicklung der Geschlechtsorgane
- der Durchgängigkeit der Samenleiter
- der Produktion einer ausreichenden Menge funktionstüchtiger Spermien
- der normalen Testosteronproduktion im Hoden
- der normalen Zusammensetzung von Prostata- und Samenbläschen-
    drüsensekret
- der Durchgängigkeit der Samengänge
- der Kraft zum Geschlechtsverkehr durch Erektion des Penis
    und Ausstoßung des Ejakulats (Potentia coeundi)

Die Geschlechtsorgane des Mannes sind :

- Hoden
- Nebenhoden
- ableitende Samenwege
- Vorsteherdrüse
- Penis mit Schwellkörpern
- Eichel

Sexualität in der Lebensphasen der Frau

Im Lebensmuster der Frau ist Sexualität wie ein roter Faden – zu manchen Zeiten unsichtbar, zu anderen stark hervortretend – verwebt.

Seine Farbintensität ist von Funktion und Zusammenspiel neuro-vegetativ-hormoneller Regelkreise abhängig. Diese werden ihrerseits durch enge Verbindungen mit Großhirnarealen, von Umwelteinflüssen sowie psychischen und körperlichen Einflüssen modifiziert.

Zusammen mit anderen Zentren, die die wichtigsten Regulationsvorgänge des Organismus steuern, liegt das Sexualzentrum am Boden des Zwischenhirns. Von hier aus werden Substanzen (Releasing-Faktoren) freigesetzt, die in seiner Anhangsdrüse, der Hypophyse, die Bildung und Ausschüttung von hormonaktiven Botenstoffen anregen oder hemmen. Die Botenstoffe werden durch ein eigenes Blutsystem dieses Gebietes in den Kreislauf abgegeben.

Der Hormonspiegel im Blut regelt seinerseits die Aktivität des Sexualzentrums und seiner Anhangsdrüse.

Die im Zwischenhirn bereits gebildeten Hormone Oxytocin (=Zärtlichkeits- oder Kuschelhormon) und Vasopressin, eine Kreislauf anregende Substanz, werden zusammen mit den im Hypophysenvorderlappen gebildeten Gonadotropinen (Hormone, die das Sexualleben der Frau regeln) im Hinterlappen der Anhangsdrüse gespeichert und bei Bedarf ausgeschüttet.

Das Follikelstimulierende Hormon FSH dient zur Eizellreifung und bringt die Frau in den Tagen einer möglichen Empfängnis zur Blüte und Paarungsbereitschaft.

Das luteinisierende Hormon LH führt zum Eisprung, bereitet die Uterusschleimhaut auf eine mögliche Schwangerschaft vor und schützt nach einer Empfängnis neues Leben in der Frühschwangerschaft.

Das ebenfalls in der Hypophyse freigesetzte Hormon Prolaktin wird zur Ausbildung von Milchdrüsen und -gängen in der weiblichen Brust sowie zur Milchbildung nach einer Geburt ausgeschüttet.

Die Hormonfreisetzung unterliegt einem Tag-Nacht-Rhythmus mit Maximum um Mitternacht und Minimum in den späten Vormittagsstunden, wobei die Stillaktivität die Höhe des Prolaktinspiegels bestimmt.

Durch die Muttermilch wird das Kind altersentsprechend mit den notwendigen Nährstoffen versorgt.

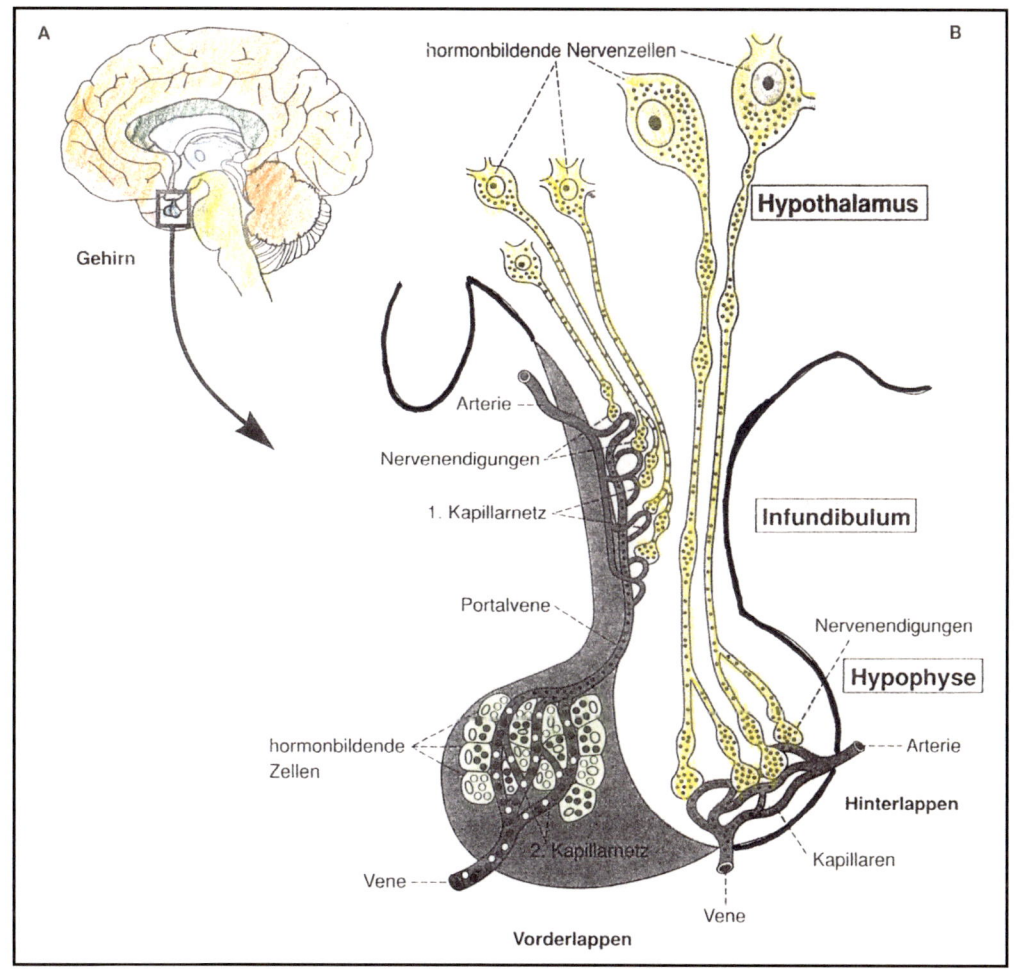

A

hormonbildende Nervenzellen

B

Hypothalamus

Gehirn

Arterie

Nervenendigungen

1. Kapillarnetz

Infundibulum

Portalvene

Nervenendigungen

Hypophyse

hormonbildende Zellen

Arterie

Hinterlappen

2. Kapillarnetz

Kapillaren

Vene

Vene

Vorderlappen

Abb. 5: Hypothalamus-Hypophysensystem.
Übersicht an einem Medianschnitt des Gehirns und schematische Zeichnung des Systems.
Im Hypothalamus gebildete Hormone werden über ein spezielles Gefäßsystem zum Vorderlappen und über Nervenfasern zum Hinterlappen der Hypophyse transportiert. Die im Vorderlappen gebildeten und im Hinterlappen gespeicherten Hormone gelangen über die Vene in den Körperkreislauf. (Nach: Speckmann-Wittowski: Bau und Funktion des menschlichen Körpers 19 (1998) S. 410. Urban und Schwarzenberg).

Der Schutz einer Schwangerschaft bis zum Geburtstermin und die Einleitung der Wehentätigkeit zur Geburt werden durch das Zusammenspiel mütterlicher und kindlicher Hormone aus der fetoplazentaren Einheit geregelt.

Die Eierstöcke bilden ihrerseits – abhängig von gonadotropinen Impulsen der Hirnanhangsdrüse Oestrogene (Oestradiol), Androgene (Testosteron) und Gestagene (Progesteron).

In der **Neugeborenenphase** zeigt das Kind zunächst hormon-induzierte organische Zeichen: In den ersten Lebenstagen sind im kindlichen Kreislauf noch Plazentahormone (Oestrogen, Progesteron, HCG) vorhanden. Sie nehmen rasch ab. Die Hirnanhangsdrüse produziert noch ca. 2 Monate die Sexualhormone FSH, LH und Prolaktin. Entsprechend zeigt bei Mädchen die Scheide eine gute Durchblutung und saures Milieu (pH=5,0). Etwa 12 Stunden nach der Geburt siedeln sich in der Scheide als Infektionsschutz die so genannten Döderlein-Bakterien an.

Das Junfernhäutchen am Eingang der Scheide ist rot-blau. Die Gebärmutter steht aufrecht im kleinen Becken, ihre Schleimhaut zeigt Sekretionszeichen. Der Hormonentzug führt beim Neugeborenen zu Abbruchblutungen aus der Gebärmutterschleimhaut, die in 3% erkennbar sind. Die Brustdrüsen sind ödematös geschwollen. Es kann sich Neugeborenenmilch (Hexenmilch) entleeren.

In der **Kindheit**, vom 2. – 8. Lebensjahr, werden die auf die Keimdrüsen wirkenden Hormone (FSH, LH) nicht von der Anhangsdrüse ins Blut abgegeben. Entsprechend ist die Scheide trocken, ohne bakterielle Besiedlung mit einem Säurewert von 7,0 pH; das Jungfernhäutchen ist dünn und scharfrandig. Die Gebärmutter liegt schmal im kleinen Becken. Die Brustdrüsen sind in Ruhe.

Es ist kein Menstruationszyklus und infolge dessen absolute Sterilität vorhanden.

Der Übergang von der Kindheit zur Geschlechtsreife wird **Pubertät** genannt. Hier lassen sich drei Abschnitte unterscheiden:

Die **Prämenarche,** d.h. die Zeit vor der ersten Regelblutung, liegt zwischen dem 9. und 13. Lebensjahr. Sie ist durch schubweise Freisetzung von Releasing-Hormonen durch das Zwischenhirn und Ausschüttung von FSH und LH durch die Hirnanhangsdrüse gekennzeichnet. Ihre Wirkung führt zu zunehmender Bildung weiblicher Hormone in der Eierstöcken. Die noch unregelmäßige Hormonbildung setzt aber noch keinen Menstruationszyklus in Gang. Wie in der Kindheit ist noch Sterilität vorhanden.

Mit 10 Jahren findet an der Brust durch die Ausbildung von Milchgängen eine Knospenbildung statt. Die Scheide ist feucht und bakteriell besiedelt; das Jungfernhäutchen ist dicker, mit Fransen umgeben. Die Gebärmutter wird größer.

Zwischen dem 11. und 12. Lebensjahr findet ein hormon-bedingter, maximaler Wachstumsschub statt. Die erste Regelblutung – die **Menarche** – tritt durchschnittlich mit 12, 8 Jahren (zwischen dem 10. und 15. Lebensjahr) ein.

Der Zeitraum zwischen der 1. Regelblutung und dem 16. Lebensjahr wird **Postmenarche** genannt. Die Eierstöcke scheiden reichlich Hormone aus, die im Laufe der nächsten 2-3 Jahre zum Aufbau regelmäßiger, biphasischer Menstruationszyklen führen. Die Empfängnisfähigkeit ist noch begrenzt.

Unter dem Einfluss von Progesteron, das in der 2. Zyklushälfte vom Gelbkörper der Eierstöcke ausgeschieden wird, differenzieren sich in den Brustdrüsen Milchgänge und es bildet sich Milchdrüsengewebe.

Zwischen dem 16. und 18. Lebensjahr schließt sich die **Adoleszenz** an. In dieser Zeitspanne wird der Körper weiblicher. Die Brust reift aus. Die Gebärmutter erreicht ihre Endform. Die Monatszyklen zeigen gelegentlich noch Perioden ohne Eireifung; deshalb ist die Fertilität des jungen Mädchens noch begrenzt.

Der pubertäre Wachstumsschub wird beendigt und die Wachstumsfugen schließen sich unter der Wirkung weiblicher Hormone.

Die Zeit der weiblichen **Geschlechtsreife** liegt zwischen dem 18. und 45. Lebensjahr. Der feminine Körperbau mit allen Funktionen sowie die psychische und geistige Potenz sind harmonisch ausgereift. Der biphasische Menstruationszyklus mit Oestrogen/Gestagen-bildung ist regelmäßig. Es ist absolute Fertilität vorhanden.

Nach den Jahren der Geschlechtsreife folgt das **Klimakterium** mit stetig abnehmender Fruchtbarkeit als Übergang zum Alter.

Die **Menopause** ist der Zeitpunkt, an dem die Regelblutung aufhört. Vor und nach diesem Markstein finden aufgrund der nachlassenden hormonalen Aktivität eine Reihe gewöhnungsbedürftiger Umstellungen statt.

Man unterscheidet die **Prämenopause** zwischen dem 45. und 50. Lebensjahr und die **Postmenopause** zwischen 50 und 60 Jahren.

Zunächst bilden sich durch nachlassende Gelbkörperfunktion monophasische Monatszyklen mit eventuell erhöhter Oestrogenausschüttung aus. Es treten Zyklusanomalien auf. Quälend werden vegetative Ausfallserscheinungen wie Hitzewallungen, Schlafstörungen und Herzjagen wahrgenommen. Nach Sistieren der Regelblutung nimmt in der Postmenopause die Oestogenbildung ab; es tritt absolute Sterilität ein.

Auch die zentrale Hormonsteuerung stellt sich um und bringt wiederum eine Reihe von körperlichen Symptomen durch vegetativ-somatische und metabolische Ausfallserscheinungen mit sich. Haut und Scheidenschleimhaut werden trocken. Durch den fehlenden Oestrogenspiegel im Blut fehlt ein Schutzmechanismus für Herz und Kreislauf, so dass sich das Infarktvorkommen bei Frauen dem der Männer angleicht.

Die lange Reihe körperlicher Beschwerden wie Hitzewallungen, Reizbarkeit, Kopfschmerzen, Vergesslichkeit, Gelenk- und Rückenschmerzen, Gewichtszunahme, Antriebsschwäche und Depressionen wird heute durch Hormonsubstitution wesentlich gelindert.

Im Senium sind im Blut erhöhte Gonadotropin- und niedrige Oestrogenspiegel vorhanden. Haut, Scheidenschleimhaut und Brustdrüsen atrophieren. Die Sterilität ist absolut.

Der Menstruationszyklus

Gesteuert vom Sexualzentrum im Zwischenhirn und den Hormonen seiner Anhangsdrüse laufen während der Geschlechtsreife zyklische hormonelle Vorgänge in den Eierstöcken ab. Sie führen alle 28 Tage zur Befruchtungsmöglichkeit und zur Vorbereitung der Gebärmutterschleimhaut auf eine mögliche Schwangerschaft.

Ohne Befruchtung der Eizelle wird mit der Menstruation die funktionelle Schicht der Gebärmutterschleimhaut abgestoßen.

Ist eine Befruchtung erfolgt, bleibt die Schleimhaut erhalten und passt sich nach der Einnistung der Fruchtanlage deren Ernährungsbedarf an. Das Gelbkörperhormon der Eierstöcke bildet dann einen Schutz gegen die Abstoßung der Frucht.

In der **ersten Zyklusphase** beginnt unter dem Follikel stimulierenden Hormon (FSH) der Hirnanhangsdrüse (am 4. Zyklustag) die so genannte Rekrutierungsphase.

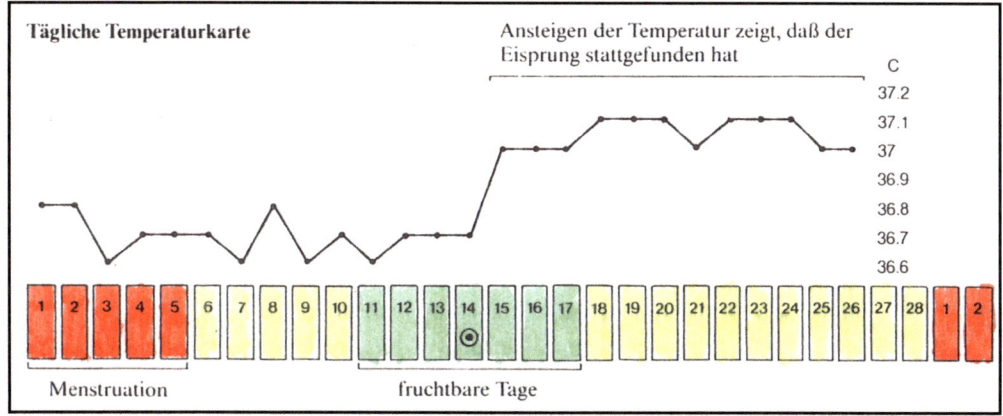

Abb.6: Basaltemperaturkurve im Zyklusverlauf.(Nach: Stoppard,M.: Schwangerschaft. Ravensburger Ratgeber Familie).

In den Eierstöcken reift eine Kohorte von Follikeln gleichmäßig heran, während von den Eierstöcken das Hormon Oestradiol produziert wird. Bis zum 7. Zyklustag hat sich aus der Kohorte ein Follikel durchgesetzt und wächst zum Reifefollikel heran.

In der folgenden Dominanzphase bis zum 12/13. Zyklustag werden die übrigen Follikel in ihrer Weiterentwicklung gehemmt. Der reife Follikel ist ca. 2 cm groß. Durch enzymatische Vorgänge kommt es etwa am 14. Zyklustag zum Platzen des Follikels mit folgendem Eisprung.

Die Eizelle wird zusammen mit Follikelflüssigkeit und einem Zellstrahlenkranz, der kurzfristig ihre Ernährung übernimmt, durch Kontraktion des Follikels in den Eileiter ausgestoßen.

Es beginnt die **zweite Zyklusphase**, in der die im Eierstock verbliebene Follikelwand zusammenfällt und einblutet. Danach wandelt sich der Restfollikel unter dem Luteum-Hormon LH der Anhangsdrüse in drei Entwicklungsschritten zum Gelbkörper um.

Der Gelbkörper setzt das Hormon Progesteron frei, das speziell zum Umbau der Gebärmutterschleimhaut für die Aufnahme einer Fruchtanlage und zur Erhaltung einer Frühschwangerschaft wichtig ist. Bei Nichtbefruchtung der Eizelle wandelt sich der Gelbkörper in ein Narbengewebe um. Neben den Geschlechtsorganen nimmt der ganze Körper an den 2-phasischen Veränderungen teil.

In den **Eileitern** nimmt die Zahl ihrer Kontraktionen zur Zyklusmitte von 4 auf 10 zu. Bis zum Eisprung dominieren Flimmerzellen, die dann die Wanderung des Eis

27

durch die Eileiter zur Gebärmutter unterstützen.

In der darauf folgenden Gelbkörperphase bekommt sezernierendes Epithel die Oberhand. Die Eileiterflüssigkeit erhöht sich von 1 ml auf 20 ml pro Tag. Durch die Flüssigkeitsbewegungen werden sowohl Spermientransport wie auch die Wanderung der Eizelle in den Eileitern beeinflusst.

Die **Gebärmuttermuskulatur** enthält Rezeptoren (Aufnahmevorrichtungen) für die in den Eierstöcken produzierten Hormone. Dadurch wird in der zweiten Zyklushälfte das Organ vergrößert; Erregungsprozesse werden gehemmt, um eine günstigere Einnistung der befruchteten Eizelle zu ermöglichen.

An der **Gebärmutterschleimhaut** sind während des kontinuierlich ablaufenden Monatszyklus drei Vorgänge zu unterscheiden: der Monatszyklus beginnt mit dem 1. Tag der Menstruation, an dem sich die funktionelle Schicht der Schleimhaut von der Basalschicht ablöst und bis zum 5. Tag ausgestoßen wird. Es folgt eine, durch Oestrogen stimulierte, Aufbauphase zwischen dem 6. und 14. Tag, die mit der Follikelwachstumszeit im Eierstock korreliert. Dabei verdichtet sich die Schleimhaut bis zum 3-fachen; ihre Drüsen produzieren seröse Flüssigkeit, die Oberfläche wird zum glatten Überzug.

Zwischen dem 15. und 28. Tag bildet sich im Eierstock der Gelbkörper aus. Sein Hormon Progesteron bewirkt an der Schleimhaut einen Wachstumsschub, an dem besonders die kleinen Gefäße, die Spiralarterien, beteiligt sind.

Die Schleimhautdrüsen sondern glykogenreiches Sekret ab. 2-4 Tage vor Menstruation fällt das Gelbkörperhormon steil ab, die Schleimhaut wird dünner und mit der Menstuationsblutung zum neuen Zyklusbeginn schließlich angestoßen. Der Blutverlust beträgt 20-30 ml.

Hat eine Befruchtung stattgefunden, so beginnt am 6. Tag die Implantation der Fruchtanlage in die Uterusschleimhaut. Wenn keine Schwangerschaft eintritt, wiederholen sich die periodischen Vorgänge des Menstruationszyklus bis zur Menopause.

Der **Gebärmutterhals** – die Zervix – besteht aus hohen Anteilen fest-elastischen Bindergewebes, das sich mit dem Zyklus wenig verändert. Der Zervixkanal wird zu seiner Mitte etwas weiter. Der ihn verschließende Schleimpfropf reagiert auf hormonelle Reize während der zyklischen Vorgänge durch Veränderung seiner Konsistenz. Seine Zähflüssigkeit wird zur Zyklusmitte verwässert und spinnbar, d.h. für Spermien durchlässig.

In der übrigen Zeit bildet der Schleim ein dichtes Netz, das die Gebärmutter substantiell und immunologisch gegen aufsteigende Infektionen durch Bakterien und Viren schützt.

Die **Scheidenschleimhaut** ist ebenfalls zyklischen Veränderungen unterworfen. Ihre Zellstruktur ist typisch für die jeweilige Zyklusphase.

Die **Brüste** sind extragenitale Erfolgsorgane der ovariellen Hormonwirkungen. Nach dem Eiprung sprossen Milchgänge. Dadurch nehmen die Brüste an Umfang zu und spannen. Sie erreichen vor der Menstruation ihr Zunahmemaximum. Ihr Umfang geht bis zum 7. Zyklustag wieder zurück.

Die **vegetative Situation** wird in der ersten Zyklushälfte vom Parasympathikus, in der zweiten vom Sympathikus geprägt, d.h. Puls- und Blutdruckwerte sind vor der Menstruation am höchsten.

Im **Gefäßsystem** nehmen unter Oestrogeneinfluß Strömungsgeschwindigkeit und Kapillarresistenz zu, Progesteron führt zur Weitstellung der Gefäße und zu erhöhter Blutungsneigung.

Ein wichtiges Indiz für den Zeitpunkt des **Eiprungs** sind Veränderungen der Basaltemperatur. Wie auch der Zyklus zeigt sie einen biphasischen Verlauf mit Temperaturschwankungen zwischen 36,5°C und 37,2°C. Der Temperaturtiefstand fällt mit dem Oestrogenmaximum zusammen, das dem Eisprung 1-2 Tage vorausgeht.

Der dem Eisprung folgende Temperaturanstieg ist auf eine hypertherme Wirkung des Progesterons zurückzuführen und hält 13-14 Tage an. Bleibt die Basaltemperatur nach dem Eisprung mehr als 16 Tage erhöht, so liegt in mehr als 97% eine Schwangerschaft vor.

Die fruchtbaren Tage einer Frau

Der **Altersgipfel für die Empfängnisfähigkeit der Frau** liegt zwischen dem 20. und 35. (45.) Lebensjahr. Während der in diesem Lebensalter regelmäßig ablaufenden biphasischen Zyklen gibt es jeweils eine enge Zeitspanne bis zu maximal 72 Stunden, in der eine Befruchtung der weiblichen Eizelle durch die männliche Samenzelle möglich ist. Es ist die Zeit, in der die Eizelle durch den Eileiter zur Gebärmutter wandert.

Der genaue **Zeitpunkt des Eisprungs** kann bei regelmäßiger Zykluskontrolle errechnet und durch Messung der Basaltemperatur erhärtet werden. Klinisch wird die Zeit des Eisprungs durch Sonographie des Reifefollikels gesichert.

Der Eisprung ist bei einem Zyklus von 28 Tagen nach 14 Tagen zu erwarten. Eine frühe Ovulation kann durch Stimulation des Gebärmutterhalses, eine späte durch psychische Belastungen oder endokrine Störungen auftreten.

Die **Lebensfähigkeit der Eizelle** nach dem Eisprung liegt bei 12-24 Stunden; Samenzellen bleiben im Gebärmutterhals bis zu 7 Tagen aktiv. Die Zeit nach dem Absterben der Eizelle ist die physiologische Zeit der Unfruchtbarkeit.

Die **reife Eizelle** wird beim Eisprung, umgeben von einem Strahlenkranz ernährender Zellen, mit Follikelflüssigkeit in den Eileiter ausgestoßen. Sie ist die größte Körperzelle, enthält Zellkern und Dotter und ist von einer glasklaren Hülle umgeben. Die Eizelle ist 12 (- 24) Stunden befruchtungsfähig. Die länger dauernde Zeitspanne für eine mögliche Befruchtung liegt an der relativ langen Lebensfähigkeit von Samenzellen, die vor dem Eisprung in die weiblichen Genitalorgane gelangen.

Die Samenzellen des Mannes – Lebensdauer und Verhalten im weiblichen Genitaltrakt

Aus der Spermatogenese entstehen 4 Samenzellen mit jeweils halbem (haploidem) Chromosomensatz. **Jede Samenzelle enthält 22 Chromosomen und 1 Geschlechtschromosom,** das entweder weiblich (X) oder männlich (Y) sein kann.

Im Gegensatz zur Eizelle, der durch ihren hohen Plasmagehalt größten Körperzelle, ist die Samenzelle klein. Das Größenverhältnis zwischen Ei- und Samenzelle beträgt 250.000:1.

Die **Samenzellen** bestehen aus Kopf, Hals und Schwanz. Zwischen Hals und Schwanz befindet sich ein Verbindungsstück. Der Kopf mit der Erbsubstanz im Zellkern bildet die Hauptmasse. Er wird von einer Kappe, dem Akrosom, bedeckt. In ihr befinden sich Enzyme, die während der Befruchtung ein Durchdringen der äußeren Eischichten ermöglichen und dadurch für die Verschmelzung von Ei- und Samenzelle wichtig sind. Auf dem Weg durch Scheide und Gebärmutter zum Eileiter wird diese Kappe durch Sekrete von ihrem äußeren Schutzmantel befreit, es findet die so genannte Kapazitation statt.

Der Hals der Samenzellen enthält die beiden Zentriolen, die für die Zellteilung wichtig waren. Im Verbindungsstück zum beweglichen Schwanz, der das Sperma zur Eizelle steuert, liegt das Bewegungszentrum mit seinem Antrieb.

Für eine Zeugung müssen bestimmte Anforderungen erfüllt werden: das Ejakulat soll 60-120 Millionen Spermien pro ml enthalten. Die Spermien sollen in 80-85% normal konfiguriert und in 70-80% gut beweglich sein. Sie sollen 4-6 Stunden ihre Beweglichkeit behalten.

Das **Ejakulat** des Mannes enthält 180-200 Millionen Spermien in einem Flüssigkeitsvolumen von 2-3 ml, dem von Prostata und Samenbläschen gebildetem Seminalplasma.

Die in die Scheide eingebrachten Spermien müssen mehrere Hürden überwinden ehe sie in den Eileiter gelangen. Auf ihrem 20 cm langen Weg bleiben viele Spermien auf der Strecke. Von den ca. 200 Millionen Spermien im Ejakulat erreichen nur einige Tausend die Höhle der Gebärmutter und von da aus den Eileiter. Im sauren Milieu des unteren Scheidenzweidrittel würden die Spermien nur 1 Stunde überleben. In der Ausbuchtung des oberen Scheidendrittels, hinter dem in die Scheide ragenden Teils des Gebärmutterhalses, ist das Scheidenmilieu durch den alkalischen Schleim aus dem Gebärmutterhals für das Überleben der Spermien günstiger. Das Ejakulat bildet dort einen Pool, in den der nach hinten gerichtete Muttermund eintaucht.

Bis zu 1 Million Spermien steigen in den Gebärmutterhals auf, dessen seitliche, palmenförmige Falten ein Reservoir bilden, aus dem die Spermien nach und nach freigesetzt werden. Die Spermienbeweglichkeit bleibt hier 3-7 Tage erhalten. Einige Tausend Spermien gelangen in die Gebärmutterhöhle und haben hier eine Überlebensdauer von 10-20 Stunden. Der weite Aufstieg zu den Eileitern gelingt einigen hundert Spermien. Er wird durch eine hormonell induzierte Pumpfunktion der Gebärmutter unterstützt. Spermien und Eizelle treffen im weiten Abschnitt der Eileiter, der Ampulle, auf einander. Die Wanderung des Samens wird durch Kontraktionen des Eileiters und dem Fluss der Eileiterflüssigkeit unterstützt.

Fünf Minuten nach Kohabitation (Geschlechtsakt) erreichen die ersten Spermien den Eileiter; nach 50 Stunden sind immer noch bewegliche Spermien im Eileiter nachweisbar. Im Zuge ihrer Wanderung erleiden die Spermien nicht nur eine Zahlenreduktion sondern auch eine Veränderung an ihrem Kopfteil. Diese so genannte Kapazitation kommt durch die Kontakte mit den Schleimhäuten und Sekreten des weiblichen Genitaltraktes zustande. Der Vorgang ist für die Befruchtungsfähigkeit der Samenzellen notwendig. Er besteht in einem Aktivierungsprozess, der die Samenzellen befähigt, den Zellstrahlenkranz und die glasklare Hülle der Eizelle schneller zu durchdringen. Die Kapazitation dauert 7 Stunden in denen die Plasmamembran über der Kopfkappe der Samenzellen auf enzymatischem Wege von Eiweißstoffen befreit und dadurch in ihrer Aktivität gesteigert wird.

Männliche Samenzellen, die als Geschlechtschromosom Y enthalten, sind leichter als weibliche mit X-Chromosom. Sie haben 7% weniger Volumen und 3% weniger DNA-Gehalt. Dadurch können sie sich schneller bewegen und eher als weibliche Samenzellen ihr Ziel erreichen.

Nach Erfahrungswerten führen Kohabitationen 2-3 Tage vor dem Eisprung häufiger zu Mädchengeburten, solche wenige Stunden bis unmittelbar vor Ovulation eher zu Knabengeburten.

Die Befruchtung

Im weiten Teil des Eileiters, der Ampulle, treffen nach Eisprung und Kohabitation Ei- und Samenzelle aufeinander.

Die noch von dem ernährenden Zellstrahlenkranz umgebene glasklare Hülle der Eizelle enthält spezifische Rezeptoren zum Andocken der Samenzelle. Während das Spermium den Zellkranz durchdringt, löst sich seine Kappe auf und setzt Enzyme frei, die ihm das Durchwandern der Eizellmembran ermöglichen. Nach diesem Vorgang, der Imprägnation, verhärtet sich die Eizellhülle und wird für weitere Samenzellen undurchlässig.

Im Plasma der Eizelle löst sich der Schwanz der Samenzelle auf. Der im Kopf sitzende Kern verschmilzt mit dem Kern der Eizelle. Nach der **Konjugation** (=Verschmelzung) der mütterlichen und väterlichen Keimzellkerne mit jeweils halbem Chromosomensatz entsteht eine neue Zelleinheit, die **Zygote**, als Ursprungszelle für neues Leben. Ihr Chromosomensatz ist mit 46 Chromosomen vollständig. Er besteht aus 44 Autosomen und 2 Geschlechtschromosomen, XX = weiblich, oder XY = männlich. Jeweils die Hälfte der Chromosomen stammen von Vater und Mutter.

32

Das genetische Rüstzeug des Menschen

Der individuelle Genbestand eines Menschen – das **Genom** – entsteht aus der Kernverschmelzung von Ei- und Samenzelle. Es bleibt lebenslang unverändert. Der normale Chromosomensatz (46 Chromosomen) eines Individuums wird als **Kariotyp** bezeichnet.

Das **Kerngeschlecht** lässt sich in der Interphase von Zellteilungen in nahezu allen Geweben am Vorhandensein oder Fehlen des **Sexchromatins** erkennen. Das so genannte Sexchromatin entsteht in weiblichen Körperzellen dadurch, dass das zweite X in den Zellen spiralisiert bleibt und als so genanntes Barr-Körperchen oder Drumstick gesehen werden kann. Das Vorhandensein des Sexchromatins zeigt entsprechend eine weibliche Geschlechtsorientierung an. Entlang eines Chromosoms sind linear die Gene angeordnet. Dabei hat jedes Gen seinen spezifischen Platz, den **Gen-Locus**.

Jedes Gen besteht aus einem Allelpaar, wobei die beiden einzelnen Allele jeweils mütterliche oder väterliche Anlagen tragen. Nur die Gechlechtschromosomen X und Y besitzen für ihre Gene keine Allele. Sind die beiden Alleleigenschaften für ein Gen identisch, so spricht man von homozygoten, sind sie unterschiedlich von heterozygoten Genen. Ein nur auf einem Allel verankertes Merkmal wird bei Dominanz auch allein wirksam. Bei rezessiv vorhandenen Eigenschaften muss das Merkmal auf beiden Allelen (oder auf dem X-Chromosom des Mannes) vorhanden sein, um bei den Nachkommen in Erscheinung zu treten.

Chemisch besteht ein Chromosom aus einer Doppelspirale von Desoxyribonukleinsäure (DNS) mit etwa 100 Millionen Nukleidpaaren, die durch Wasserstoffbrücken miteinander verbunden sind. Die beiden Ketten der Doppelspirale sind zueinander komplementär angeordnet, d.h. eine Kette stellt jeweils das Negativ der anderen dar. Von der DNS wird Ribonukleinsäure (RNS) gebildet, die als Informationsvermittler zu den Funktionsstrukturen aller Körperzellen dient.

Die **Geneigenschaften**, je zur Hälfte von Vater und Mutter stammend, werden nach den Mendelschen Gesetzen (G. J. Mendel, verst. 1822, entdeckte die Gesetze der Vererbung einfacher Merkmale) an die Kinder vererbt. Sichtbares Vorhandensein und Ausprägung vererbter Anlagen und Merkmale hängen von Homo- und Heterozygotie, Dominanz und Rezessivität sowie Expressivität und Durchschlagskraft einer vererbten Eigenschaft ab.

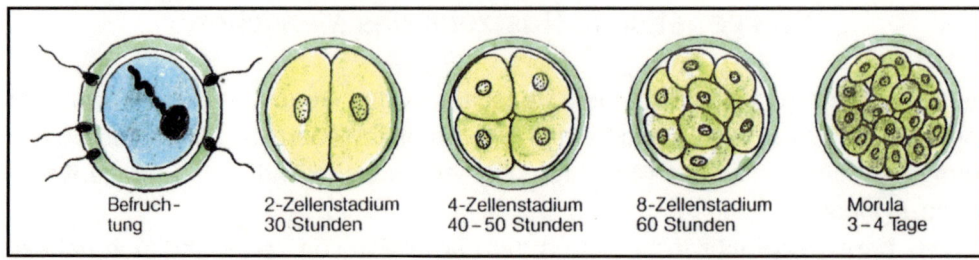

| Befruch-tung | 2-Zellenstadium 30 Stunden | 4-Zellenstadium 40–50 Stunden | 8-Zellenstadium 60 Stunden | Morula 3–4 Tage |

Abb.7: Entwicklung von der befruchteten Eizelle zur Morula. (Nach: Mändle, Opitz-Kreuter, Wehling: Hebammenbuch, 1997, S. 27. Schattauer)

Erste Spuren neuen Lebens.

Durch die Verschmelzung von Ei- und Samenzelle wurde ein einzelliges Lebewesen mit vollständigem Chromosomensatz – die **Zygote** – gezeugt. Sie ist Ursprung eines neuen menschlichen Organismus.

Durch mitotische Teilungsprozesse (Furchung), die nach strengem Zeitplan ablaufen, entsteht, ohne Volumenvermehrung, eine Kugel mit einer Reihe von Tochterzellen, die während dieses Vorganges durch den Eileiter wandert und am vierten Tag mit 26 Zellen als so genannte Morula den Uterus erreicht.

Die Zellkugel schwimmt zwei Tage lang im Sekret der Gebärmutterhöhle und wird durch dieses ernährt. In der Morula entsteht Flüssigkeit, die die Tochterzellen auseinander drängt und in zwei Zellhaufen teilt. Diese entwickeln sich zur Embryonalanlage und zur Plazentaanlage. Am 5./6. Tag lagert sich der Keim der Gebärmutterschleimhaut an, am 7. Tag nistet er sich durch enzymatische Prozesse ganz in die Schleimhaut ein. Zwischen dem 7. und 12. Tag finden bereits erste Differenzierungsprozesse statt.

Der Einnistungsort des Keims ist am häufigsten an der Hinterwand des oberen Uterusanteils, kann aber auch an anderen Stellen im Uterus sein. Eine Implantation außerhalb des Uterus ist pathologisch. Die Einnistung, oder Implantation in die Uterusschleimhaut ist eine kritische Phase in der Entwicklung des Keimes. Sie ist von der ausreichenden Funktion des Gelbkörpers in den Eierstöcken abhängig. Bei unzureichendem Hormonspiegel erfolgt ein Abort (= Beendigung der Schwangerschaft vor der 20. Woche). Aborte werden in 15% aller Frühschwangerschaften beobachtet. 50% dieser Aborte zeigen Chromosomenabweichungen.

Wachstumsphasen des Kindes im Mutterleib

Die vorgeburtliche Entwicklung eines Kindes von der Befruchtung bis zur Geburt dauert etwa 266 Tage. Diese Zeitspanne wird in die **Embryonalphase** bis zur 9. Woche und die **Fetalphase** von der 10.Woche bis zur Geburt eingeteilt.

In den ersten Wochen differenzieren sich die Körperzellen; alle Organe werden angelegt, der Embryo bekommt eine menschliche Form. Diese Zeit ist für die Entwicklung zu einem gesunden Kind besonders wichtig. Schädigende Umwelteinflüsse durch Katastrophen (z.B.radioaktive Verseuchung durch Reaktorunfälle), Genussgifte (z.B. Drogen, Alkohol, Nikotin) oder Infektionen der Mutter (z.B. Röteln), richten besonders schwere Schäden an. In der Fetalzeit wachsen und reifen die Organsysteme aus.

Die Implantation der Keimanlage in die Gebärmutterschleimhaut beginnt in der ersten Woche nach Befruchtung und endet in der zweiten Woche, wenn der Keim vollständig in die Gebärmutterschleimhaut eingebettet ist. Während und nach der Implantation passt sich die Gebärmutterschleimhaut dem Vorgang an, indem sie durch Aufnahme von Nährstoffen (Glukose, Lipide) in ihre Zellen die ernährende Funktion für den Keim übernimmt. Man nennt dies deziduale Reaktion.

Später bilden sich am kindlichen Plazentaanteil Gefäßzotten aus, die sich mit dem mütterlichen Kreislauf verbinden. Es entsteht der **uteroplazentare Kreislauf** als Einheit von Mutter und Kind. Der kindliche Plazentaanteil bildet ab Ende der zweiten Woche das Hormon HCG (human chorion gonadotropin), das im mütterlichen Blut und Urin nachweisbar wird und als Schwangerschaftstest herangezogen werden kann.

Da die Keimanlage durch den väterlichen Genanteil nur teilweise mit den mütterlichen Geweben übereinstimmt, stellt sich die Frage, warum sie nicht als fremd erkannt und durch eine folgende immunologische Reaktion abgestoßen wird. Nach heutiger Ansicht übernimmt die kindliche Plazenta eine Schutzfunktion, indem einerseits die der Mutter zugewandte Zellschicht keine Antigene freisetzt, andererseits die dem Embryo zugewandte Zellschicht nicht für mütterliche Killerzellen angreifbar ist und dadurch einen Schutzwall bildet.

Innerhalb der Fruchtanlage entwickelt sich bis zur zweiten Woche ein Hohlraum, in dem der Embryo mit seinen Anhangsgebilden schwimmt. Er ist mit einem Haftstiel, der späteren Nabelschnur mit der Plazenta verbunden. In der dritten Woche, d. h. die Zeit, zu der die Monatsblutung erstmals ausfällt, differenzieren sich beim Embryo drei Keimblätter, aus denen sich die Organanlagen entwickeln.

Ektoderm = – Sinnesorgane
(Außenschicht) – Nervensystem
– äußere Haut

Mesoderm = – glatte Muskulatur
(Mittelschicht) – quergestreifte Muskulatur
– Bindegewebe
– Kreislauforgane – Herz, Gefäße, Blutzellen
– Skelett – Knochen
– Fortpflanzungsorgane
– Ausscheidungsorgane

Entoderm = – epitheliale Auskleidung von
(Innenschicht) – Respirationstrakt
– Magen-Darmtrakt
– Anhangsgebilde (Leber, Pankreas)

Das Kreislaufsystem ist das erste funktionierende embryonale Organsystem. Ende der dritten Woche beginnt das Herz zu schlagen und der Kreislauf setzt ein. In der Plazenta schließen sich mütterliches und kindliches Gefäßsystem aneinander an, es finden Stoffwechsel- und Gasaustauschvorgänge statt.

In den folgenden Wochen schreitet die Embryonalentwicklung streng nach Zeitplan fort; dabei werden sowohl das genetische Programm wie auch das Impulspotential des umgebenden Gewebes wirksam.

In den Organanlagen folgt die Determination der Induktion, d.h. die Organsysteme werden zunächst im Ganzen angelegt und darauf folgend in den Einzelteilen ausgebaut. Bei der Induktion werden unspezifische Signalstoffe frei, die Spezifität wird vom reagierenden Gewebe bestimmt.

In der vierten Woche ist der Embryo 5 cm lang. Am Ende der Embryonalperiode sind alle Organe angelegt. Im äußeren Erscheinungsbild ist der neue Mensch erkennbar, d.h. aus einer zunächst indifferenten Zellmasse hat sich ein menschliches Lebewesen entwickelt.

In der Fetalperiode, von der neunten Woche bis zur Geburt, finden Ausreifungs- und Wachstumsprozesse statt. Dabei ist zwischen der 9. und 20. Woche die Wachstumsrate, in den folgenden Wochen bis zur Geburt die Gewichtszunahmen besonders hoch.

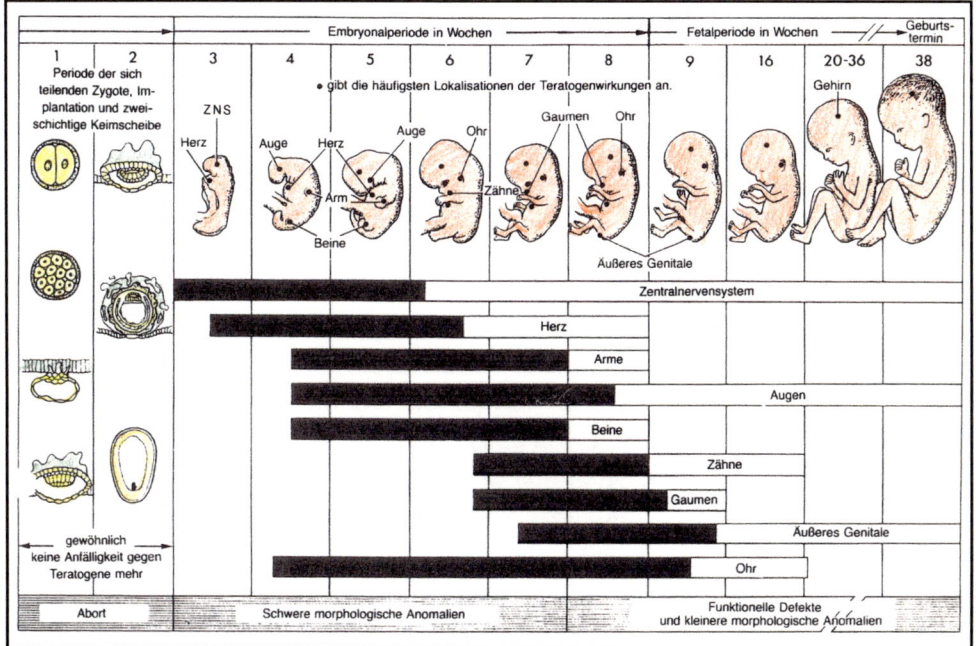

Abb.8: Organ- und Gößenentwicklung beim Embryo und Feten: schwarz = Periode der jeweiligen Organentwicklung, die besonders anfällig für Schädigungen ist. weiß = Periode der Organreifung. (Nach: Speckmann-Wittowski: Bau und Funktion des menschlichen Körpers. 19, (1998) S.410; Urban und Schwarzenberg).

Bereits in der 14. Woche macht der Fet koordinierte Bewegungen, die aber von der Mutter noch nicht wahrgenommen werden. Die Mutter spürt die Kindsbewegungen ab der 17. – 20. Woche. Nach der 32. Woche ist das Kind überlebensfähig, da zu dieser Zeit der Respirationstrakt ausgereift ist.

Klinische Einteilung der Schwangerschaft
in 3 Perioden von je 3 Monaten

Am Ende des **1. Trimenon** sind alle wichtigen Organe entwickelt; die Frucht ist 5 cm lang. Nach dem **2. Trimenon** hat sich die Frucht stetig weiterentwickelt, sie ist aber noch nicht so ausgereift, dass sie nach einer Frühgeburt überleben könnte. Sie ist 20 cm lang.

Am Ende des **3 .Trimenon** ist die Frucht 50 cm lang, reif und lebensfähig.

Der **Geburtstermin** liegt 38 Wochen nach Konzeption oder 40 Wochen nach Beginn der letzten Monatsblutung. Mit der Geburt ist die Entwicklung des Kindes noch nicht abgeschlossen. Augen, Lunge, Genitaltrakt und die meisten anderen Organe reifen über Monate und Jahre zu ihrer vollständigen Funktionstüchtigkeit aus.

Neben dem Embryo entstehen aus der Zygote die **Eihäute**, die die Frucht umgeben und das Fruchtwasser produzieren sowie der größte Anteil der Plazenta. Die innere und äußere Eihaut (Amnion/Chorion) umschließen die **Fruchtwasserhöhle**. In diesem flüssigkeitsgefüllten Raum entwickelt sich das ungeborene Kind. Er ist zugleich mechanischer Schutz, Platzhalter für das weitere Wachstum, Raumreserve für kindliche Bewegungen und ein Regulator der kindlichen Körperwärme.

Ab der 20. Schwangerschaftswoche diffundiert das Fruchtwasser durch die Haut des Feten und strömt sowohl über den Magendarm- wie den Respirationstrakt. Die Ausscheidungen der kindlichen Niere werden über das Fruchtwasser entsorgt. Am Ende der Schwangerschaft beträgt die Fruchtwassermenge ca. 1000 ml.

Die **Plazenta** – der Mutterkuchen – besteht aus einem kindlichen und einem mütterlichen Anteil. Beide haften eng aneinander und bilden eine Funktionseinheit. Das kindliche Blut ist vom mütterlichen durch eine Gewebeschranke – der Plazentamembran – getrennt. Eine normal funktionierende Plazenta ist eine wichtige Voraussetzung für die Aufrechterhaltung der Schwangerschaft und die Entwicklung der Frucht.

Die Plazenta übernimmt folgende Aufgaben:

- den Ernährungsstoffwechsel für die wachsende Frucht

- den Gas- und Stofftransport von der Mutter zum Kind und zurück

- Bildung und Freisetzung von Hormonen.

Bei Mehrlingsschwangerschaften können Eihäute und Plazenta unterschiedlich gestaltet sein. Eineiigen Zwillingen ist häufig Plazenta und äußere Eihaut gemeinsam bei getrennten Fruchthöhlen. Zweieiige Zwillinge haben getrennte Eihäute und Plazenten.

Veränderungen der Mutter in der Schwangerschaft

In der Schwangerschaft wird der mütterliche Körper zur Herberge für das wachsende Kind. Die Natur passt entsprechend alle Organsysteme den jeweiligen Bedürfnissen des kleinen Gastes an. Es finden körperliche und seelische Veränderungen statt, die das Gedeihen der Frucht im Mutterleib sicherstellen, die Geburt vorbereiten und nach der Geburt die Ernährung des Kindes garantieren. Verantwortlich für die Umstellungsmechanismen sind Hormone der Plazenta mit ihrem mütterlichen und kindlichen Anteil (= feto-plazentare Einheit).

Die Bewältigung dieser Anpassungsvorgänge setzt die Leistungsfähigkeit einer gesunden Frau voraus. Eine Leistungsinsuffizienz gefährdet Mutter und Kind.

In einer normalen Schwangerschaft sind drei Belastungsphasen erkennbar:

- das **Stadium der Anpassung** vom 1.-4. Monat: es treten vegetative Dysfunktionen mit Schweißausbrüchen, morgendlichem Erbrechen und Kreislaufstörungen auf.

- das **Stadium des Wohlbefindens** vom 5.-7. Monat: die Angleichung der Körperfunktionen an die kindlichen Bedürfnisse ist in Gang gekommen und teilweise abgeschlossen. Die Leistungsfähigkeit kehrt zurück: Die Freude auf das Kind rückt in den Vordergrund.

- das **Stadium der Belastung** zwischen dem 8. und 10. Monat: die Leistungsfähigkeit wird durch die Größenzunahme des Leibes beeinträchtigt. Die Angst vor der Geburt und die Sorge um mögliche Beeinträchtigungen des Kindes wachsen.

Die Anpassungsvorgänge des mütterlichen Körpers werden unter dem Begriff **physiologische Schwangerschaftsveränderungen** zusammengefasst.

Beginnend mit dem 1. Trimenon mit Höhepunkt zwischen der 28. und 32. Woche nimmt die Leistung aller Körperfunktionen um 30 – 35 % zu. Schon in Ruhe ist der **Stoffwechsel** durch die Bedürfnisse von Mutter und Kind erhöht. **Herz, Kreislauf** und **alle vaskulären Komponenten** steigern ihre Leistung. Das Gefäßvolumen wird vermehrt wobei hier das Plasmavolumen mit 35 % stärker zunimmt als die Blutbestandteile. Dadurch ist das Blut dünnflüssiger, die Durchblutung der Organsysteme wird verbessert. Es resultiert eine physiologische Schwangerschaftsanämie mit einem Hb-Wert um 12 %.

Die weißen Blutkörperchen – als Abwehr gegen Infektionen einsetzbar – sind mit 12 – 15.000 leicht vermehrt, ohne dass dies als Entzündungsreaktion gewertet werden kann. Entsprechend ist die Blutsenkungsgeschwindigkeit bis 30/60 noch normal. Das Blut gerinnt schneller, ohne dass dadurch eine erhöhte Thrombosegefahr besteht. Das Venensystem ist erweitert.

Die **Pumpleistung des Herzens** steigt an. Dabei werden die Auswurfleistung (=das Schlagvolumen) und besonders die Frequenz erhöht. Eine Pulsfrequenz von 100/min ist normal. Systolische und diastolische Blutdruckwerte fallen bis zum 7. Monat leicht ab, um zum Geburtstermin wieder den individuellen Ausgangszustand zu erreichen.

In den letzten Schwangerschaftsmonaten drückt in Rückenlage die Gebärmutter die große Bauchvene ab. Dadurch wird der Rückstrom des Blutes zum Herzen gedrosselt und es kann zu einem starken Blutdruckabfall kommen. Bei Seitenlage ist der Effekt rückgängig.

Die **Nieren** werden besser durchblutet. Sie steigern ebenfalls ihre Leistung durch erhöhte Ausscheidung harnpflichtiger Substanzen. Durch die Wirkung des Plazentahormons Progesteron sind die ableitenden Harnwege weitergestellt. Die dadurch bedingte Abflussverlangsamung des Harns fördert Harnwegsinfekte.

Gelegentlich wird die Rückgewinnungsleistung im Harn ausgeschiedener Stoffe durch die Nierenkanälchen überfordert. Dadurch kann eine Ausscheidung von Zucker und Eiweiß im Urin auftreten und nachgewiesen werden. Das Ausmaß des Phänomens bestimmt seinen möglichen Krankheitswert. Vermehrte Wasserretention, Eiweißmangel im Blut durch vermehrte Ausscheidung über die Nieren sowie der Druck des schwangeren Uterus auf die Beckenvenen können zu Schwangerschaftsödemen in den Beinen führen.

Am Ende der Schwangerschaft muss die Blase öfter entleert werden, weil der Uterus auf das Organ drückt.

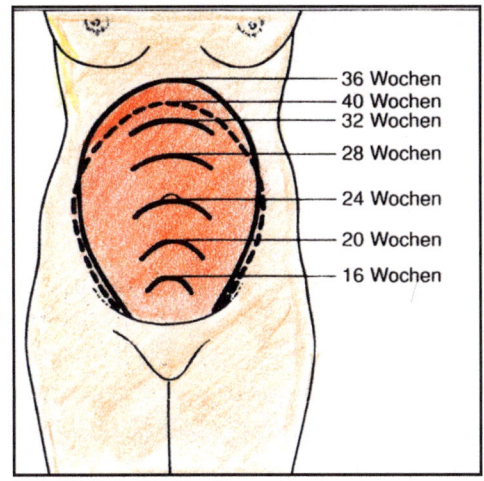

Abb. 9: Höhenstand des Gebärmutterfundus im Laufe einer Schwangerschaft.
(Aus: Mändle, Opitz-Kreuter, Wehling: Hebammenbuch 1997 S. 132, Schattauer).

Der **Magen-Darmtrakt** ist durch die Schwangerschaft in mehreren seiner Funktionen betroffen: der Speichel nimmt zu und ist anders zusammengesetzt. Dies steigert das Zahnkariesrisiko. Durch vermehrte Durchblutung und hormonelle Umstellung quillt das Zahnfleisch auf und wuchert.

In der späten Schwangerschaft kommt es durch Gebärmutterdruck auf den Magen zum Rücklauf von Mageninhalt in die Speiseröhre mit Sodbrennen. Die **Leber** wird durch die kindlichen Stoffwechselprodukte, die umgebaut und ausgeschieden werden müssen, stark beansprucht. Deshalb verändern sich zahlreiche blutchemische Werte in einem Ausmaß, das außerhalb der Schwangerschaft pathologisch wäre.

Die **Gallenblase** wird im letzten Trimenon durch den großen Uterus nach rechts verlagert; der Galleabfluss kann dadurch beeinträchtigt werden. Die Bildung von Gallensteinen wird gefördert.

Die **Bauchspeicheldrüse** und hier besonders das Insulin produzierende Inselorgan wird durch den in der Schwangerschaft erhöhten Kohlehydratstoffwechsel ebenfalls stark belastet. Der Eiweißstoffwechsel steigt; es ergibt sich eine positive Stickstoffbilanz.

Die **Gewichtszunahme** bis zum Ende der Schwangerschaft soll 10 – 12 kg nicht überschreiten.

41

Lunge und Atemwege nehmen ebenfalls an den Leistungssteigerungen teil. Durch den erhöhten Sauerstoffbedarf und -verbrauch werden die Atemzüge tiefer und schneller. Das Zwerchfell wird gegen Ende der Schwangerschaft durch die Gebärmutter hoch gedrückt. Es kann Atemnot auftreten.

Unmittelbar betroffen durch die Schwangerschaft und sehr auffällig sind die Veränderungen an den **Genitalorganen**. Als Fruchthalter wächst die Gebärmutter im Laufe der Schwangerschaft auf das 30-fache.

An diesem Wachstum sind alle Strukturen des Organs beteiligt:

Die Muskulatur, die besonders zur Austreibung der Frucht bei der Geburt eine große Arbeitsleistung erbringen muss, erfährt eine Vergrößerung der vorhandenen Muskelfasern und eine Neubildung. An dem Wachstum sind die Gefäße beteiligt; die Durchblutung steigt von 50ml/min auf 800ml/min an.

Am Beginn der Schwangerschaft ist durch die Wirkung des Plazentahormons Progeteron der Tonus der Gebärmuttermuskulatur niedrig; mit Fortschreiten der Schwangerschaft wird die Muskulatur durch zur Geburt hin stärker werdende Kontraktionen ertüchtigt. Sie bereiten auf die Austreibung der Frucht vor.

In den letzten beiden Schwangerschaftswochen treten Reifungs- oder Senkwehen auf, die für die Mutter stark spürbar sind und die den vorangehenden Teil des Kindes tiefer ins kleine Becken treten lassen.

Das **Uteruswachstum** wird in den ersten 3 Monaten der Schwangerschaft durch die Plazentahormone angeregt.

Vom 4. Monat an beginnt die Frucht, die Gebärmutter an der Einnistungsstelle zu dehnen. Dieser Reiz zusammen mit den späteren Uteruskontraktionen führt zur Arbeitshypertrophie der Uterusmuskulatur. An der Einnistungsstelle sieht man als Formveränderung zunächst eine Ausbuchtung, später nimmt der Uterus Eiform an.

Der **Gebärmutterhals** – Zervix – besteht zu 90 % aus Bindegewebe, zu 10 % aus Muskulatur. Er wird in der Schwangerschaft ebenfalls vermehrt durchblutet und schwillt etwas auf. Dieser Verschlussmechanismus schützt den Uterusinhalt.

4 – 6 Wochen vor Entbindung lockert sich das Gewebe auf, der Gebärmutterhals verkürzt sich und das Lumen weitet sich. Man nennt diesen Vorgang die Reifung der Zervix.

Zwischen Gebärmutterkörper und -hals liegt der **Isthmus**. Dieser Teil wechselt im Laufe der Schwangerschaft seine Funktion. Bis zur 12. Schwangerschaftswoche gehört er zum Verschlussapparat der Gebärmutter; ab dem 4. Schwangerschafts-monat wird er als unteres Uterinsegment ein Teil des Fruchthalters. Während der Geburt wird er für das Kind zum Durchtrittsschlauch, weil er sich nicht wehenartig zusammenziehen kann.

Die **Eileiter** werden während der Schwangerschaft besser durchblutet. Sie stre-cken sich und verlassen im 4. Schwanger-schaftsmonat das kleine Becken.

Die **Eierstöcke** vergrößern sich zunächst durch den Gelbkörper. Dieser verliert im 2. Schwangerschaftsmonat seine Bedeutung. Deshalb werden die Eierstöcke nach dem 3. Schwangerschaftsmonat wieder kleiner.

Scheide und Scheideneingang zeigen eine vermehrte Durchblutung. In der Scheidenwand vergrößern sich Bindegewebs- und Muskelzellen. Gegen Ende der Schwangerschaft findet als Vorbereitung auf den Durchtritt des Kindes eine Ge-websauflockerung statt. Damm und Beckenboden nehmen an der Auflockerung teil.

Die **Brüste** werden in der Schwangerschaft größer und straffer, der Drüsenkör-per nimmt zu. Binde- und Fettgewebe werden zurückgedrängt. Die Brustwarzen hy-pertrophieren, ihre Empfindlichkeit wird gesteigert. Ab dem 2. Schwangerschafts-monat scheiden die Brüste durch die Hormonwirkung der Plazenta ein fettreiches Sekret, das Kolostrum aus.

Der **Hormonspiegel** des Prolaktin steigt ab dem 5. Schwangerschaftsmonat um das 20fache an. Entsprechend vergrößert sich der Vorderlappen der Hirnanhangs-drüse (Hypophyse), der das Hormon bereits ab der 10. Schwangerschaftswoche bil-det. Dadurch wird die Drüsenzellbildung in der Brust angeregt und die Milchbildung vorbereitet.

Auch extragenitale periphere Hormondrüsen wie Schilddrüse und Nebenniere werden durch die Hypophyse in der Schwangerschaft zu Mehrarbeit angeregt.

Wirbelsäule und Bandapparate nehmen gegen Ende der Schwangerschaft an der Auflockerung der Gewebe teil. Speziell die Strukturen der unteren Körperhälfte werden durch das zunehmende Körpergewicht beansprucht. Die größer werdende Last wird durch eine Lordosierung (zunehmende Wölbung nach innen) der Wirbel-säule ausgeglichen. Es entsteht der „stolze Gang" der Schwangeren. Dies führt zu Rückenschmerzen und zunehmender Ermüdbarkeit.

An der **Haut** ist sowohl eine verstärkte Pigmentierung als auch eine Pigmentum-lagerung zu beobachten: Brustwarzen, äußere weibliche Geschlechtsteile, Nabel- und Afterumgebung werden dunkler. Daneben treten Pigmentflecken, vor allem im Gesicht auf (Chloasma uterinum). Striae gravidarum sind streifenförmige Dehiszenzen im Unterhautgewebe, die durch Dehnung entstehen und weißsilbern durch die Haut schimmern. Man macht die vermehrte Kortikoidproduktion der Nebennieren für dieses Phänomen verantwortlich.

Die Schwangerschaft erfordert von der Mutter eine **Neuorientierung** und wird deshalb gelegentlich zur Konfliktsituation. Einerseits liegt eine Symbiose mit dem werdenden Kind vor, andererseits soll die eigene Individualität erhalten werden.

Günstig für eine Schwangerschaft sind gesicherte soziale Verhältnisse und eine glückliche Partnerschaft. Die Frau wird durch die hormonellen und organischen Faktoren der Schwangerscaft auch ohne sonstige Probleme stark belastet.

Gesunde Schwangere sind sich ihrer Situation – auch ihrer Ängste – bewusst und finden Lösungen. Dies wird ihnen durch umfassende Aufklärung erleichtert. Zuwendung und Verständnis des Partners sind große Hilfen.

Die sexuelle Aktivität ist im 2. Trimenon erhöht, im 1. und 3. Trimenon reduziert.

Gefährdungen in der Schwangerschaft und durch die Schwangerschaft

Für das Kind

Die kostbare und verletzliche heranwachsende Frucht muss während ihrer Entwicklung von allen Einflüssen geschützt werden, die ihr schaden können. Besonders störanfällig sind Zeiten schnellen Wachstums mit vielen Zellteilungen. **In den ersten beiden Wochen** nach Konzeption können Umwelt-Faktoren oder Erkrankungen der Mutter bereits die Implantation der Blastozyste verhindern und zum Abort führen.

Der **Embryo** ist in der Periode seiner Organentwicklung zwischen dem 50. und 60. Tag nach Konzeption durch Störeinflüsse besonders gefährdet. Dabei hat jedes Organ seine kritische Entwicklungsperiode, in der Schädigungen zu seiner Fehlbildung führen.

In der **Fetalzeit** findet zwischen der 21. und 25. Woche das größte Wachstum statt. Noxen, die in dieser Zeit in die Entwicklung eingreifen, führen vor allem zu Wachstumsretardierungen. Entwicklung und Wachstum der Frucht können im Mutterleib in allen Phasen durch vielfältige Einflüsse und auf vielerlei Weise behindert werden.

Chronische Erkrankungen der Mutter führen häufig zu einer Mangelversorgung und einer Wachstumsverzögerung.

Kinder diabetischer Mütter werden reichlich mit Kohlehydraten überschüttet. Sie sind bei Geburt schwer und haben unter Umständen eine erhöhte Insulinproduktion.

Schwangerschaftsspezifische Erkrankungen, d.h. Krankheiten der Mutter, die durch die Schwangerschaft hervorgerufen werden, führen in der Spätphase der Schwangerschaft zu Durchblutungsstörungen der Plazenta und dadurch ebenfalls zu Versorgungsdefiziten des Feten.

Infektionserreger erreichen das Kind über die Plazentaschranke und führen, je nach Entwicklungsalter der Frucht und je nach Erregertyp zu spezifischen Störungen (z.B. Linsentrübung, Taubheit und Herzfehlern durch den Rötelvirus).

Umwelt- und Genussgifte, wie Strahlen, Drogen, Alkohol, Nikotin, Koffein, gehen ebenfalls durch die Plazentaschranke auf das Kind über und bedingen Entwicklungs- und Wachstumsstörungen.

Medikamente dürfen in der Schwangerschaft nur unter strenger Indikation nach ärztlicher Anweisung unter Kontrolle eingenommen werden.

Medikamentgruppen, die auf das Kind übergehen, können dort die jungen, empfindlichen Organe beeinflussen und spezifische Störungen, die heute weitgehend bekannt sind, verursachen.

Es gibt andererseits Medikamente, die die Plazentaschranke nicht passieren und deshalb ohne Wirkung auf die Frucht bleiben. Für andere Medikamente sind keine schädigenden Faktoren nachgewiesen. Eine Medikation in der Schwangerschaft muss deshalb indiziert, gut überlegt und vom betreuenden Arzt überprüft sein.

Für die Mutter

Die Schwangerschaft erfordert von der Mutter eine langsam zunehmende Leistungssteigerung bis zu 35%, um das Wachstum und die steigenden Stoffwechselanforderungen des Kindes zu gewährleisten. Der Organismus einer gesunden Frau passt sich dem an.

Anpassungsvorgänge werden durch **Erkrankungen** der Mutter, die, unabhängig von der Schwangerschaft, bereits bestehen, wesentlich erschwert. Je nach Organbefall und Ausprägung einer solchen chronischen mütterlichen Erkrankung bleibt das Grundkrankheitsbild von der Schwangerschaft unbeeinflusst, wird durch die Belastung verstärkt oder bessert sich sogar.

Die Schwangerschaft selbst kann bei gesunden Frauen spezifische Krankheitsbilder auslösen.

Man nennt sie **Schwangerschaftserkrankungen** oder **Gestationserkrankungen** (= Gestosen). Hierbei gibt es typische Krankheitsbilder in der Frühschwangerschaft und ebensolche in der Spätschwangerschaft.

Frühgestosen: 50% der Schwangeren klagen über **morgendliche Übelkeit**; bei 30% davon kommt gelegentliches Erbrechen dazu. Man sieht die Ursache für solche Beschwerden in hormonellen Stoffwechselbelastungen. Psychische Labilität wirkt verstärkend.

Die Beschwerden treten zwischen der 4.-12.-16. Woche auf, sind äußerst lästig, beeinflussen aber die Schwangerschaft nicht und sind mit diätetischen Maßnahmen wie leichte Frühstücke im Bett, kleine Mahlzeiten, zu lindern.

Es gibt fließende Übergänge zum **unstillbaren Schwangerschaftserbrechen – Hyperemesis gravidarum**. Zur Behandlung ist eine stationäre Aufnahme mit intravenöser Ernährung für einige Tage notwendig, weil das Erbrechen bereits zu Wasser- Kalorien- und Elektrolytdefiziten geführt hat, die auszugleichen sind, um die Gesundheit von Mutter und Kind nicht zu gefährden.

Zusammen mit dem Schwangerschaftserbrechen, aber auch allein, kann erhöhter **Speichelfluss** bis zu 10 Liter pro Tag auftreten, der durch Mundspülungen und gerbende, austrocknende Tees behandelt werden kann.

Spätgestosen sind Schwangerschaftserkrankungen nach der 20. Schwangerschaftswoche. Sie sind vordergründig durch hohe systolische und vor allem diastolische Blutdruckwerte charakterisiert.

Dazu kommen Störungen unterschiedlicher Organsysteme, deren Ursache in einem Spasmus kleinster Gefäße (Arteriolenspasmus) gesehen wird, der durch ein Ungleichgewicht der, von der Plazenta freigesetzten Stoffe hervorgerufen wird.

Von einer **Schwangerschaftshypertonie** spricht man, wenn systolische Blutdruckwerte 140 mm Hg, diastolische Werte 90 mm Hg übersteigen. Kommt dazu eine Rückresoptionsschwäche der Nieren für Eiweißstoffe mit Proteinausscheidungen im Urin über 5g/l/24h, so spricht man von einer **Präeklampsie**.

Eine **Eklampsie** liegt vor, wenn zu hohen Blutdruckwerten Kopfschmerzen,

Übererregbarkeit, Augenflimmern, Bewusstlosigkeit oder tonisch-klonische Krämpfe kommen.

Eine Sonderform ist das **HELLP-Syndrom**, bei dem die Gefäßfunktionsstörungen die Leber betreffen.

Der Name wird durch den Symptomenkomplex

H = Hämolyse der roten Blutkörperchen
EL = erhöhte Leberenzymwerte (Elevated liver-enzymes)
LP = erniedrigte Thrombozytenwerte (Low platelets)

geprägt.

Präeklampsie, Eklampsie und HELLP-Syndrom sind schwere Erkrankungsformen, die sowohl das Leben des Kindes wie das der Mutter gefährden und zu deren Behandlung das gesamte moderne Klinikmanagement herangezogen werden muss.

Bereits durch eine Schwangerschaftshypertonie resultiert eine chronische Minderdurchblutung der Plazenta, die zu folgenden Störungen führen kann:

- Vorzeitige Wehentätigkeit
- Frühgeburt
- Azidose, d.h. Ansäuerung der kindlichen Organe während der Geburt
- Intrauteriner Fruchttod
- Geburt hypoplastischer Kinder
- Vorzeitige Lösung der Plazenta

Das Vorliegen einer ausgeprägten Gestationserkrankung verschlechtert die Bedingungen für Gesundheit und Überleben der Frucht.

Gegen Ende der Schwangerschaft treten Nebenwirkungen durch den wachsenden Uterus auf.

47

Schwangerschaftsvorsorge und –beratung

Die Gesundheit von Mutter und Kind soll in der Schwangerschaft durch regelmäßige Kontrolluntersuchungen überwacht werden.

Zunächst ist es wichtig, die **Schwangerschaft** zu erkennen und den **Geburtstermin** zu errechnen. Zur Erkennung der Schwangerschaft kann zunächst das Verhalten der Basaltemperatur herangezogen werden: die Basaltemperatur steigt kurz nach dem Eisprung um etwa 1°C. Bleibt sie über den 16. Tag nach dem Eisprung hoch, so liegt eine Schwangerschaft vor.

Der gebräuchlichste **Schwangerschaftstest** ist die ß-HCG-Bestimmung. ß Human Chorion Gonadotropin wird von der kindlichen Plazentaanlage gebildet, in die Blutbahn der Mutter abgegeben und im mütterlichen Urin ausgeschieden. Es ist schon in kleinen Mengen nachweisbar. Eine vorliegende Schwangerschaft kann bereits am 25. Zyklustag, noch vor Ausbleiben der Regelblutung bzw. 10 – 12 Tage nach Konzeption nachgewiesen werden.

Durch vaginale Ultraschalluntersuchung kann eine Schwangerschaft in der 5. Woche nach Konzeption erfasst werden. Im Ultraschall werden Embryo und Plazentaanlage im Bild sichtbar.

Der Arzt kann die Schwangerschaft durch vaginalen Tastbefund in der 7. – 8. Woche nach Konzeption feststellen.

Zur **Bestimmung des Geburtstermins** wird als Eckpunkt der 1. Tag der letzten Regelblutung oder der Tag der Konzeption herangezogen. Die Berechnung des voraussichtlichen Termins der Geburt erfolgt nach der **Naegele-Regel**:

1. Tag der letzten Regel + 7 Tage – 3 Monate + 1 Jahr

      oder

1. Tag der letzten Regel + 280 bis 282 Tage = 40 Wochen = 10 Lunarmonate

Tag der Konzeption + 267 Tage = 38 Wochen = 9,5 Lunarmonate

Die Eckdaten der letzten Regelblutung, der Konzeption und des voraussichtlichen Geburtstermins weisen das Alter einer Schwangerschaft aus.

Es kann dann zu festgelegten Zeitpunkten kontrolliert werden, ob sich das Kind regelrecht entwickelt und die Schwangerschaft normal verläuft.

Auch bei regelrechtem Schwangerschaftsverlauf werden 3 **Ultraschalluntersu-chungen** zur Vorsorge empfohlen: Die 1. Untersuchung wird zwischen der 9. und dem Ende der 12. Woche nach Konzeption angesetzt, die 2. Untersuchung zwischen der 19. und dem Ende der 22. Woche. Die 3. Untersuchung erfolgt zwischen der 29. und 32. Woche.

Zu gleicher Zeit wird bei entsprechender Indikation eine **Ultraschall-Doppler-Untersuchung** durchgeführt. Die Doppler-Sonographie ist ein Ultraschallverfahren mit einer sonographischen Blutflussmessung in mütterlichen und kindlichen Gefäßen. Das Verfahren gibt Auskunft über den Zustand der Plazenta und die fetale Entwicklung. Man ermittelt dadurch einen eventuell vorliegenden fetoplazentaren Perfusionsschaden, wie er bei Diabetes oder Schwangerschaftserkrankungen der Mutter auftreten kann. Die Doppler-Sonographie ist eine nicht invasive Untrersu-chungsmethode, die bei vorliegenden Risikofaktoren eine bessere Betreuung in der Schwangerschaft ermöglicht.

Ab der 28. Schwangerschaftswoche sowie vor und während der Geburt wird die **Kardiotokographie** – das CTG – zur fortlaufenden Registrierung der kindlichen Herztöne herangezogen. Das CTG ist eine zuverlässige Überwachungsmethode der kindlichen Befindlichkeit, die aus dem Verhalten der Herzfrequenz ersehen werden kann.

Regelmäßige Kontrolluntersuchungen in der Schwangerschaft haben sich für die Gesundheit von Mutter und Kind bewährt und werden zur Schwangerschaftsvor-sorge empfohlen. Die Motivation der Mutter, sich diesen Maßnahmen zu unterzie-hen, ist ihre Verantwortung gegenüber sich selbst und gegenüber dem wachsenden Kind.

Für den Arzt sind Ziele der Schwagerschaftsvorsorge-Untersuchungen die Ge-sunderhaltung der Mutter, die Senkung der Erkrankungs- und Todesrate der Kinder um den Geburtszeitpunkt und die rechtzeitige Prophylaxe der Ursachen für Fehlge-burten und Plazentainsuffizienz.

Hochqualifizierte Beratung und Überwachung in der Schwangerschaft sind wich-tig für die Prognose von Mutter und Kind. Die Mutterschaftsrichtlinien sehen hierzu ein diagnostisches Minimalprogramm vor, das bei Bedarf durch diagnostische und therapeutische Maßnahmen erweitert wird.

Nach den Empfehlungen des berühmten Geburtshelfers Saling sollen Kontrollen in folgenden Abständen erfolgen:

In den ersten 4 Monaten	in 4-wöchigen Abständen
In den folgenden 3 Monaten	in 3-wöchigen Abständen
In den folgenden 2 Monaten	in 2-wöchigen Abständen
Im letzten Monat	in 8-tägigen Abständen

Nach Feststellung der Schwangerschaft erhält die Schwangere einen **„Mutterpass"**, in dem alle wichtigen Daten vermerkt werden und den die Schwangere für etwaige Notsituationen bei sich tragen soll.

Ergeben sich bei Vorsorgeuntersuchungen krankhafte Befunde, so wird die Gravität als **„Risikoschwangerschaft"** eingestuft, die eine intensive Überwachung erfordert, da sie gesundheitliche Gefährdungen für Mutter und Kind birgt.

Für die Gesundheitskontrollen in der Schwangerschaft ist zunächst die **Vorgeschichte** der Patientin wichtig. Die **Familiengeschichte** erfasst schwerpunktmäßig genetische Belastungen. In der **Eigenanamnese** werden Erkrankungen und gesundheitliche Schwächen der Mutter aufgenommen. Erkrankungen der Mutter können durch die Schwangerschaft sowohl positiv als auch negativ beeinflusst werden.

In der **Arbeits**- und **Sozialanamnese** werden Mehrfachbelastungen, ein eventuell die Schwangerschaft gefährdendes Umfeld und seelische Ausnahmesituationen erfragt.

Die individuelle **gynäkologisch-geburtshilfliche Anamnese** erfasst Normabweichungen oder Erkrankungen im Genitalbereich, vorausgegangene Schwangerschaften und deren Verlauf sowie die Zahl vorausgegangener Geburten.

Man spricht von einer Erstgebärenden, wenn noch keine Geburt vorangegangen ist, von Mehrgebärenden bei 2 – 5, von Vielgebärenden bei über 6 vorausgegangenen Geburten.

Es folgen an speziellen Untersuchungen die **vaginale Inspektion**, **Portioeinstellung** und **Palpation**. Durch diese Maßnahmen sollen mögliche Infektionen ausgeschlossen oder erkannt und behandelt werden.

Die **bimanuelle Untersuchung** beurteilt Größe und Beschaffenheit der Gebärmutter. Bei der äußeren Untersuchung werden mit Hilfe der „Leopoldschen Handgriffe" Uterusgröße, Lage und Stellung des Kindes, der vorangehenden Kindsteil und dessen Beweglichkeit in Beziehung zum Becken der Mutter erfasst.

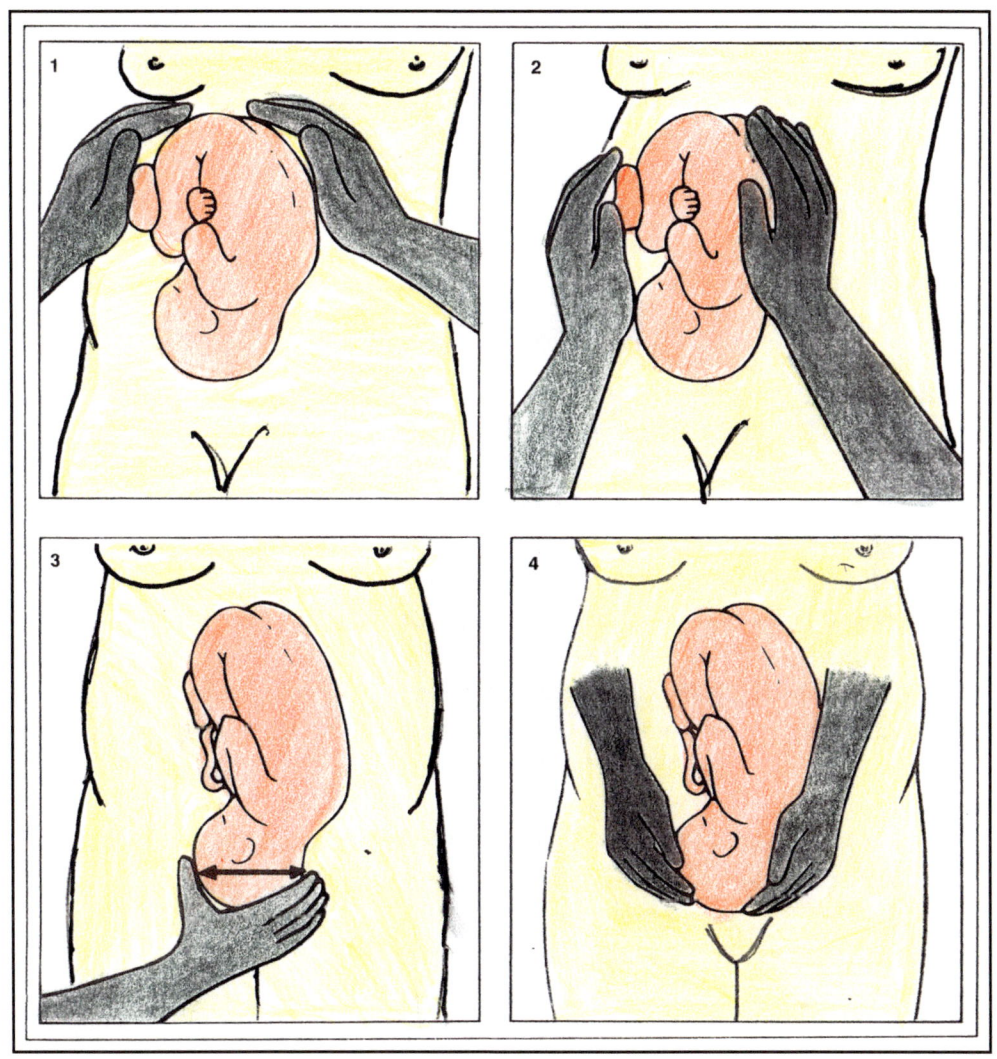

Abb. 10: Die vier Leopoldschen Handgriffe. (Nach: Mändle, Opitz-Kreuter, Wehling: Hebammenbuch 1997, S. 131, Schattauer).

Bei Erstgebärenden tritt der vorangehende Kindsteil (gewöhnlich der Kopf) 3 – 4 Wochen vor Geburtstermin ins kleine Becken. Bei Mehrgebärenden erfolgt dies erst mit Einsetzen der Wehen. Der Leibesumfang misst am Geburtstermin 100 – 105 cm.

Durch die **Beckendiagnostik** kann ein räumliches Missverhältnis zwischen kindlichem Kopf und Geburtskanal erfasst werden, wobei in der Schwangerschaft die anatomischen Verhältnisse durch innere und äußere Beckenmaße und bei Bedarf durch Zusatzuntersuchungen geklärt werden. Ein Missverhältnis kann auch durch funktionelle Muskelverspannungen entstehen. Dies zeigt sich jedoch erst im Geburtsverlauf.

Durch die **Kontrolle der kindlichen Herzaktionen** wird Leben und Wohlbefinden des Kindes nachgewiesen. Erste Registrierungen sind in der 14. Schwangerschaftswoche möglich. Bei Regelwidrigkeiten wird eine CTG-Kontrolle ab der 26.-28. Schwangerschaftswoche zur Vorsorge eingesetzt. Die registrierte kindliche Herzfrequenz soll 120 – 160 Schläge/min betragen.

Die **Ultraschalldiagnostik** wird großzügig angewandt:

Man erkennt im 1. Trimenon, ob die Schwangerschaft intakt und innerhalb der Gebärmutter ist, wie alt sie ist und ob es sich um eine Einlings- oder Mehrlingsschwangerschaft handelt. Normabweichungen der Gebärmutter oder Adnexe wie Zysten/Myome können registriert werden.

Im 2. Trimenon dient die Ultraschalluntersuchung zur Wachstumskontrolle und Vitalitätsbeurteilung des Feten. Plazentasitz und –reife, Zustand der Zervix und Fruchtwassermenge sowie mögliche Fehlbildungen des Feten können festgestellt werden.

Im 3. Trimenon kann zusätzlich gegen Ende der Schwangerschaft eine Lage- und Stellungsdiagnose des Feten erstellt werden.

Als obligate **Zusatzuntersuchungen** werden die folgenden Werte geprüft:

- Das **Körpergewicht**. Hier weist ein Übergewicht auf das mögliche Vorliegen einer Zucker- oder Hochruckerkrankung hin. Bei einem Untergewicht der Mutter muss eine eventuelle Mangelernährung des Feten mit Neigung zu verfrühter Geburt im Auge behalten werden.

- Wichtig sind weiter **Blutdruckkontrollen**, **Urinuntersuchungen** – wobei im Mittelstrahlurin nach Eiweiß, Zucker und Bakterien gesucht wird – und **Blutuntersuchungen,** bei denen besonders auf den Anteil roter Blutkörperchen geachtet wird.

Die physiologische Schwangerschaftsanämie soll einen Hb-Wert von 11,2 und einen Hk-Wert von 34% nicht unterschreiten.

An **serologischen Untersuchungen** sind Blutgruppen mit ihren Untergruppen und der Rhesus-Faktor wichtig, da eine Blutgruppenunverträglichkeit zwischen Mutter und Kind der Frucht schadet. Bei Rhesus-negativen Frauen wird ein Antikörpersuchtest durchgeführt. Wenn bis zur 28. – 30. Schwangerschaftswoche bei Rhesus positiver Frucht keine Anti-D-Körper nachweisbar sind, wird die Mutter mit einer Standarddosis von 300µg Anti-D-Immunglobulin behandelt, um bei der Geburt eine Sensibilisierung der Gebärenden zu verhindern.

- Obligat ist ein **Röteln-Antikörpertest**.
  Hat die Mutter vor der Schwangerschaft eine Rötel-Erkrankung durchgemacht oder hat sie eine Rötel-Impfung erhalten, so genügt ein Titer von 1:32 zum Schutz des Feten. Sind keine Röteln-Antikörper enthalten, so emphielt sich eine Impfung im Wochenbett.

- Neben einer **Lues-Suchreaktion** wird ein **AIDS-Test** in der Frühschwangerschaft empfohlen.

- Bei einem Verdacht auf Missbildungen beim Feten nach Sonographie elaubt die Bestimmung von **Alpha-Fetoprotein** (AFP) im Fruchtwasser die Früherkennung von Spaltbildungen im Bereich des Gehirns und Neuralrohres.

Schwangerschaft und Geburt haben ein **Basisrisiko** von 15 %; dazu kommen möglicherweise Risiken durch Vorschäden bei der Mutter und durch bestehende Erkrankungen, die eine Risikoschwangerschaft bedingen können. Hierbei sind Schwangerschaft und Geburt mit Gefährdungen für Mutter und Kind verbunden.

Bei der Wahl des **Entbindungsortes** soll die Sicherheit von Mutter und Kind Priorität haben, da auch nach einer risikofreien Schwangerschaft Komplikationen unter der Geburt in 10 – 15% auftreten. Die Minimalanforderungen der Deutschen Gesellschaft für perinatale Medizin sind:

- die Besetzung des Kreissaals durch eine Hebamme und einen Arzt rund um die Uhr
- die jederzeitige Möglichkeit zu einer Notoperation
- die apparative Ausstattung entsprechend den medizinischen Anforderungen an fetale Überwachung und nachgeburtliche Betreuung des Neugeborenen.

Bei Risikofällen müssen personelle und apparative Voraussetzungen vorhanden sein. Um Fehler zu vermeiden, die zu Gefährdungen für die Schwangerschaft führen, kann sich die werdende Mutter während ihrer Vorsorgeuntersuchungen in allen Lebensbereichen beraten lassen.

Einige Punkte sollen aufgeführt werden:

In der **Körperpflege** ist es wichtig, die Brustwarzen schon während der Schwangerschaft durch tägliches Waschen und Abfrottieren abzuhärten. Mit besonderer Sorgfalt soll das 2-malige tägliche Zähneputzen vorgenommen werden. Die Temperatur von Vollbädern soll zwischen 34° – 38°C liegen.

Die **morgendliche Übelkeit** kann mit einem leichten Frühstück im Bett und kleinen Mahlzeiten untertags gelindert werden.

Bei **trägem Stuhlgang** soll auf schlackenreiche Kost ausgewichen werden.

Sodbrennen und Oberbauchschmerzen, die am Ende der Schwangerschaft durch Uterusdruck zustande kommen, können durch aufrechte Haltung im Bett gebessert werden.

Der **gravide Uterus** führt durch druckbedingte Abflußbehinderung der Venen im kleinen Becken in 30% zu **Krampfadern**, in 50% zu **Hämorrhoiden**. Die Krampfadern bilden sich in 80% nach der Geburt des Kindes zurück.

Während der Schwangerschaft bringen viel Bewegung, Stützstrümpfe, flache Schuhe und Hochlagern der Beine in Ruhe Erleichterung der Beschwerden.

Hämorrhoidalbeschwerden beginnen gewöhnlich im 2. Trimenon .

Weicher Stuhlgang, Hämorrhoidalzäpfchen und –salben sowie Sitzbäder mit gerbenden Zusätzen tun gut.

Die Zerreißung des Unterhautgewebes – **Striae** –durch die wachsende Gebärmutter hinterlässt, nach leichter Besserung nach der Geburt, Narben.

Haarausfall sistiert nach der Geburt.

Zur möglichen Vermeidung allzu auffälliger **Pigmentverschiebungen** soll die Sonne gemieden werden.

Bei geringer Belastung kann **Sport** auch in der Schwangerschaft weiter betrieben werden, – von Leistungssport soll Abstand genommen werden.

Schwangere können **reisen**. Die günstigste Reisezeit ist der 2. Trimenon; auch Fliegen ist erlaubt. Vermieden werden sollen extreme Klima- und

Höhenschwankungen. Das Reisen soll stressfrei sein. Beim Fliegen und Auto fahren soll der Horizontalgurt über dem Becken liegen.

Es gibt keine Einwände gegen **Geschlechtsverkehr** in der Schwangerschaft. Er sollte sanft erfolgen und bei akuten Gefährdungen der Frucht (z.B. drohender Abort, drohende Frühgeburt, Zervixinsuffizienz, Vorliegen der Plazenta) ausgesetzt werden.

Die **Immunitätslage** der Mutter ist in der Schwangerschaft herabgesetzt. Sie ist deshalb anfälliger gegen Infektionen und soll Orte mit Ansteckungsgefahr meiden. Schutzimpfungen sollen in der Schwangerschaft vermieden werden. Werden sie doch notwendig, so müssen Impfungen mit Lebendimpfstoffen vermehrungsfähiger Viren streng unterlassen werden und die Wirkung auf das Kind bei Tot-Impfstoffen abgeklärt werden.

Die **Ernährung** soll in der Schwangerschaft ausgeglichen sein. Bei Bedarf müssen spezielle Aufbaustoffe zugeführt werden.

Im 1. Trimenon hat die Schwangere eher einen herabgesetzten **Appetit**. Im 2. und 3. Trimenon tritt eine Appetitsteigerung ein; die Gewichtszunahmen sollte kontrolliert werden.

Der **Energiebedarf** nimmt in der Schwangerschaft von 2000Kcal auf 2300Kcal zu. In der Stillzeit werden 2500Kcal/Tag verbraucht. Es besteht ein erhöhter Bedarf an Mineralstoffen und Spurenelementen wie Eisen, Kalzium, Magnesium, Vitaminen, Jod.

Die Bundesrepublik Deutschland ist ein endemisches Jodmangelgebiet. In der Schwagerschaft reicht eine Substitution mit jodiertem Vollsalz nicht aus. Eine zusätzliche Jodgabe von 200µg täglich in der Schwangerschaft und Stillzeit wirkt sich günstig aus.

Unter den Vitaminen ist besonders der Bedarf an B-Vitaminen – unter ihnen der Folsäure (=100%) erhöht.

Eine Substitution senkt Neuralrohrdefekte beim Feten. Die Gabe von 4mg/Tag, wenn möglich schon vor Konzeption, besonders bei Frauen, die die Pille genommen haben, wird sehr empfohlen.

Ein hoher Konsum von Vitamin A soll besonders im 1. Trimenon vermieden werden (z.B. Essen von Leber).

Der Kochsalzbedarf liegt bei 10 – 15 g/Tag. Bei Bluthochdruck ist eine salzarme Diät günstig. In komplikationsfreien Schwangerschaften werden Kochsalzüberschüsse ausgeschieden.

Die Geburt

Die meisten Frauen erleben die Geburt eines Kindes als beglückende und wichtige Begebenheit und möchten sie als wesentliche Bereicherung ihres Lebens nicht missen.

Das Unwohlsein in der **Eröffnungsperiode**, der starke Schmerz bei der **Austreibung** des Kindes, werden vielfach von freudiger Erwartung überdeckt. In der Seligkeit, das Neugeborene im Arm zu halten und an sich zu drücken, können Mühe und Schmerzen der Geburt fast vergessen werden.

Frauen nehmen zunehmend aktiv am Geburtsvorgang teil. Es wird nicht mehr erwartet und praktiziert, dass sie sich bereits bei den Eröffnungswehen ins Bett legen und dort die Geburt passiv über sich ergehen lassen.

Sie können bis zur vollständigen Eröffnung des Muttermundes herumgehen, oder die ihnen genehme Lage einnehmen – natürlich in Abhängigkeit vom Wohlergehen des Kindes.

Für die Austreibungsphase des Kindes sind ebenfalls viele Möglichkeiten denkbar und durchführbar: neben dem Gebärstuhl, Hockstellungen, Vierfüßlerstand, Seiten- und Rückenlagerung wird in vielen Häusern auch die Wassergeburt praktiziert. Die Frau soll in der Stellung entbinden, die sie als angenehm empfindet.

Frauen werden in schweren Stunden zunehmend von ihren Partnern unterstützt, die durch aktive Maßnahmen dazu beitragen, die Gebärende körperlich zu entlasten und mental zu stärken.

Das medizinische Personal sorgt neben professioneller Führung und Hilfe bei der Geburt für ein Umfeld, in dem sich die Gebärende geschützt und gut aufgehoben fühlt.

Im Vergleich zu Vierfüßlern ist die menschliche Geburt schwieriger und mit größeren Risiken verbunden:

Der aufrechte Gang bedingt einen festen Verschluss des Beckenbodens durch 3 Lagen Faszien-Muskelgewebe sowie eine Krümmung des Geburtsweges, durch die der kindliche Kopf sich um die Symphyse hebeln muss.

Der große Schädel des Menschen kann nur bei einer verkürzten Tragzeit – als physiologische Frühgeburt – die Geburtswege passieren. Deshalb braucht das Neugeborene noch über lange Zeit Pflege und Betreuung.

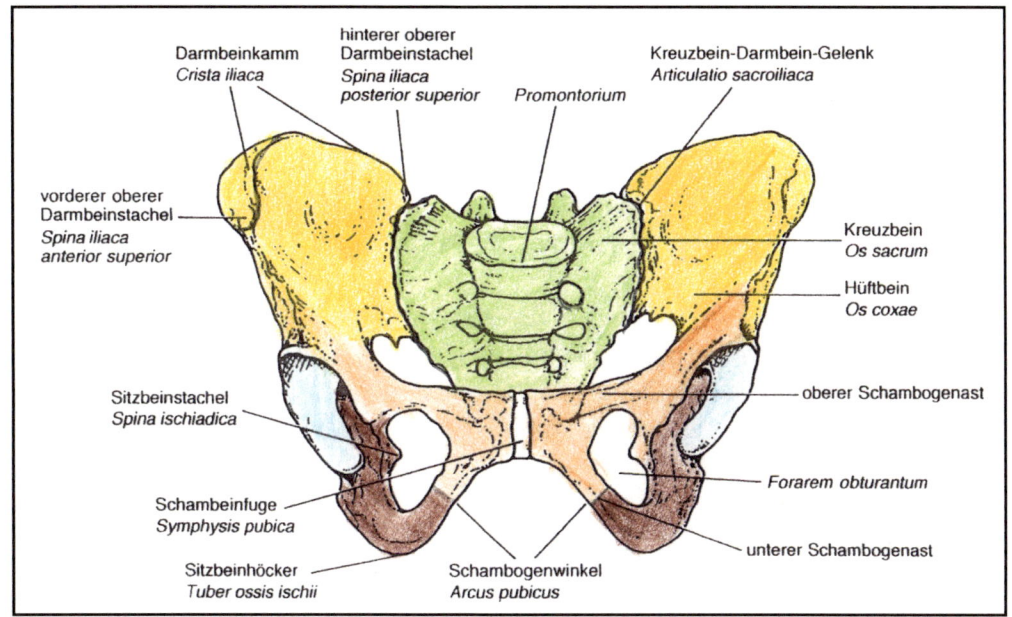

Abb. 11: Das weibliche Becken, von vorne gesehen. (Nach: Geist, Harder, Stiefel: Hebammenkunde. 1998, S. 80 Gruyter).

Der **Geburtskanal** besteht aus dem kleinen Becken und dem Weichteilrohr. Das kleine Becken hat die Form eines Ringes, der aus mehreren, durch Knorpel und Bänder verbundenen Knochen, gebildet wird. Die beiden Hüftbeine verlaufen bogenförmig nach vorn In die Symphyse und sind dort knorpelig miteinander verbunden. Nach hinten sind sie durch ein Gelenk mit dem Kreuzbein zum Beckenring zusammengefasst. Das Steißbein schließt sich nach unten dem Kreuzbein an.

Die **Beckenhöhle** ist in 3 Beckenräume eingeteilt: Der Beckeneingangsraum markiert den Übergang vom großen zu kleinen Becken, er ist queroval; die Beckenmitte mit ihrer runden Form gibt dem Kind die Möglichkeit zur Drehung; der Beckenausgang ist längsoval.

Der vorangehende Teil des Kindes passt sich während des **Durchtritts** den anatomischen Gegebenheiten an. Dabei folgt es einer Führungslinie, die als Verbindung aller Geraden der 3 Beckenräume gedacht werden kann und die um die Symphyse herum eine scharfe Biegung aufweist.

57

Der **knöcherne Geburtskanal** kann sich in Grenzen dem kindlichen Raumbedarf anpassen. Dies wird durch das Zusammenspiel folgender Maßnahmen und Mechanismen möglich:

– In den letzten Schwangerschaftswochen ist durch hormonelle Einfüße eine Auflockerung und damit eine bessere Dehnungsfähigkeit der Knorpel-Knochenverbindungen des Beckenringes eingetreten.

– Durch Lageänderungen der Gebärenden kann sowohl der Eintritt des kindlichen Kopfes in den Beckeneingang erleichtert werden (gestreckte Beine) als auch durch Stellungsänderung der Symphyse mehr Raum für den Austritt des Kopfes im Beckenausgang geschaffen werden (gebeugte Beine).

– Eine Abwendung des Steißbeins nach hinten bewirkt ebenfalls eine Vergrößerung des Beckenausgangsraums in Längsrichtung.

Das **Weichteilrohr** besteht aus dem Beckenboden, der das Becken und die Bauchhöhle nach unten verschließt und aus 3 dachziegelartig übereinander angeordneten Muskelschichten besteht, aus der Scheide und den äußeren Geschlechtsteilen.

Nach dem knöchernen Becken passiert das Kind diese Weichteile, die durch den vorangehenden Kindsteil geweitet und in Längsrichtung gedehnt werden Durch einen Dammschnitt kann das Weichteilrohr verkürzt werden.

Das **Kind als Geburtsobjekt** passt sich den Gegebenheiten des Geburtskanals an. Dies wird möglich durch Verschiebung der durch Bindegewebsnähte verbundenen Schädelknochen, durch Haltungs- und Einstellungsänderungen sowie durch Beugung der leichtesten Abbigbarkeit.

In 90% aller Geburten geht der Kopf des Kindes voran. Er ist der geburtsmechanisch wichtigste Teil, weil er den Geburtskanal für den nachfolgenden Rumpf mit Schultergürtel und Hüftweite vordehnt.

Bei einem regelrechten Geburtsverlauf tritt der Kopf im hohen Querstand (die Längsnaht zwischen den beiden Schädelhälften ist als Querdurchmesser zu tasten) in den Beckeneingang, tritt dann tiefer, beugt sich in die so genannte vordere Hinterhauptslage und dreht sich in der runden Beckenhöhle zunehmend bis in den

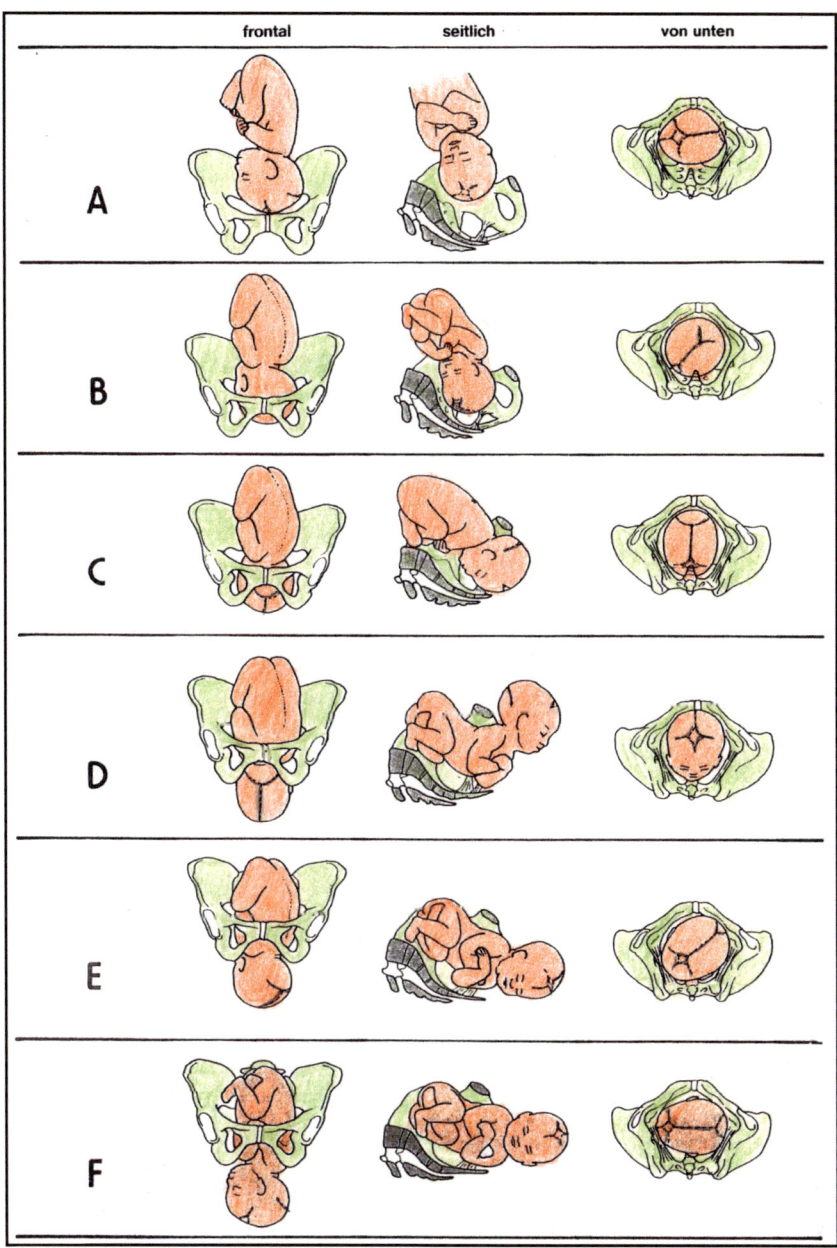

	frontal	seitlich	von unten
A			
B			
C			
D			
E			
F			

Abb. 12: Beispiel einer Geburt aus Schädellage mit Eintritt in den Beckeneingang, Drehung in der Beckenmitte und Austritt im Beckenausgang. (Nach: Mändle, Opitz-Kreuter, Wehling: Hebammenbuch. 1997, S. 80 Schattauer).

tiefen Gradstand am Beckenausgang. Der Kopf hebelt sich dann um die Symphyse und tritt nach Passage des Weichteilrohres in Hinterhauptslage aus, nachdem er von der Beugung in die Streckung übergegangen ist. Es folgen Schultergürtel und Rumpf.

Beim Schultergürtel überwiegt der Querdurchmesser, auch er ist konfigurierbar. Er passt sich ebenfalls dem Geburtskanal an, indem er im hohen Querstand in das Becken eintritt und im tiefen Gradstand wieder austritt.

Neben dem Geburtskanal und dem Geburtsobjekt ist die **Wehentätigkeit** für den Geburtsverlauf von entscheidender Bedeutung. Sie ist die treibende Kraft, um das Kind durch den Geburtskanal zu schaffen.

Unter Wehen versteht man das schmerzhafte Zusammenziehen der Gebärmuttermuskulatur.

Bereits in der Schwangerschaft wird die Muskulatur des Uterus durch die so genannten Schwangerschaftswehen mit leichtem Druckaufbau trainiert. Die Kontraktionen verstärken sich vor der Entbindung. Sie bilden mit einem Druckaufbau von 30mmHg als **Vor- oder Senkwehen** den Übergang zu Geburtswehen, von denen sie sich durch fehlenden Rhythmus unterscheiden. Ihre Wirkung führt zum Tiefertreten des Kindes sowie zu Verkürzung und Erweiterung der Zervix. Der Übergang von den Vorwehen zu den Eröffnungswehen dauert Stunden bis Tage.

Die **Eröffnungswehen** sind rhythmisch, ihre Frequenz nimmt zu; die Gebärmutter kontrahiert sich von oben nach unten. Sie dehnen den Muttermund, ziehen das Gewebe der Zervix zurück und lassen durch die intrauterine Druckerhöhung den kindlichen Kopf tiefer treten.

Nach vollständiger Erweiterung des Muttermundes setzen nach Platzen der Fruchtblase die Austreibungs- oder **Presswehen** ein. Die Presswehen unterstützen den Durchtritt des vorangehenden Kindsteiles durch den Beckenausgang und das Weichteilansatzrohr. Sie werden durch die Anspannung der Bauchmuskulatur und den Verschluss der Stimmritze nach tiefer Einatmung unterstützt.

In der Gebärmutter entstehen Druckwerte bis 220 mmHg. Oberhalb von Drucken bis zu 100 mmHg leidet die Durchblutung der Gebärmutter und damit die Versorgung des Kindes. Deshalb werden die Presswehen durch die Anleitung der Hebamme kurz gehalten.

Der Geburtsvorgang wird durch mütterliche und kindliche Hormonfreisetzungen begleitet und unterstützt.

Wenige Minuten nach der Geburt des Kindes, wenn sich die Muskulatur an den verminderten Füllungszustand der Gebärmutter angepasst hat, beginnen die **Nachgeburtswehen**. Durch ihre Kontraktionen wird die Haftfläche der Plazenta verkleinert, es bilden sich Blutgerinsel zwischen Mutterkuchen und Gebärmutterwand, während sich die Plazenta langsam löst und danach geboren werden kann.

Während der Nachgeburtsperiode können Blutungen aus der Plazenta-Häftfläche die Mutter gefährden.

Nach vollständiger Uterusentleerung haben die **Nachwehen** im Wochenbett die Aufgabe der Blutstillung im Bereich der uteroplazentaren Gefäße und der Rückbildung der Gebärmutter, die 6 Wochen nach der Geburt abgeschlossen ist.

Die Nachwehen sind bei Mehrgebärenden schmerzhafter als bei Erstgebärenden, da die Uterusmuskulatur infolge der häufigeren Beanspruchung mehr Kraftaufwand benötigt, um sich zu regenerieren.

Die Geburt beginnt mit dem Einsetzen regelmäßiger Wehen und endet mit der Ausstoßung der Nachgeburt.

Die Wehen setzen am Ende der physiologischen Tragzeit ein. Sie werden durch das Zusammenspiel von mechanischen, nervösen und hormonellen Faktoren ausgelöst, die gemeinsam von Mutter und Kind ausgehen. Die Schmerzhaftigkeit der Wehen ist individuell, sie weist generell auf die bevorstehende Geburt hin.

Der Geburtsvorgang verläuft in 3 Stufen nach den geburtsmechanischen Gesetzen des geringsten Zwanges, d.h. der führende Kindsteil passt sich in jeder Höhe des Geburtskanals den jeweils gegebenen räumlichen Verhältnissen an, so dass er selbst den geringsten mechanischen Belastungen ausgesetzt ist.

Die drei von einander abgrenzbaren Abschnitte im Verlauf sind:

- Die **Eröffnungsperiode** in welcher der Muttermund aufgeht und das Kind seinen Weg vom Beckeneingang über die Beckenmitte zum Beckenausgang macht.

- Die **Austreibungsperiode**, in der das Geburtsobjekt durch die Presswehen den Weichteilkanal passiert und geboren wird.

- Die **Nachgeburtsperiode**, mit der Lösung der Plazenta von der Gebärmutterwand und ihrer Ausstoßung.

Bei Erstgebärenden dauert die Geburt meist länger als bei Frauen, die bereits entbunden haben, deren Geburtswege weiter und deshalb für die Wehen schneller aufschließbar, für das Kind rascher passierbar sind.

Die **Geburtsdauer** liegt – ab dem Einsetzen regelmäßiger, muttermundswirksamer Wehentätigkeit – bei Erstgebärenden bei 6 – 7 Stunden, wobei ein Zeitraum bis zu 14 Stunden noch zulässig ist. Bei Mehrgebärenden ist die Entbindungszeit auf 3 – 4 Stunden verkürzt, kann aber ebenfalls länger sein.

Die **Geburtsleitung** der Hebamme hat zum Ziel, die Schwangere unter Berücksichtigung der individuellen Gegebenheiten schonend zu entbinden und Mutter und Kind durch sorgfältige Kontrollen von allgemeinen Daten (z.B. Kreislauf und Atmung, Wehentätigkeit und Herzfrequenzverhalten des Kindes) – eventuell durch therapeutisches Eingreifen im Zusammenspiel mit der Ärzteschaft – vor Schäden zu bewahren.

Eine **Mehrlingsschwangerschaft** birgt erhöhte Gefahren für Mutter und Kinder – sie gilt als Risikoschwangerschaft. Zwillingsschwangerschaften sind in 75% eineiig, in 25% zweieiig. Bei der eineiigen Zwillingsschwangerschaft entstehen aus einer befruchteten Eizelle zwei Embryonalanlagen. Bei zweieiigen Zwillingen werden zwei Eizellen durch Samenzellen befruchtet.

Die Erbanlagen zweieiiger Zwillinge sind wie bei einander nachfolgenden Geschwistern unterschiedlich, während bei Eineiigkeit Erbgleichheit herrscht.

Zwillinge weisen eine erhöhte Frequenz von Regelwidrigkeiten im Schwangerschafts- und Geburtsverlauf auf. Die medizinischen Vorsorgemaßnahmen sollen Mutter und Kinder vor Schäden bewahren. Auch bei Zwillingsgeburten wird primär eine vaginale Entbindung angestrebt.

Die Anwendung von **schmerzdämpfenden Medikamenten** oder **Leitungsanästhesien** können für die Mutter zu Erleichterungen im Geburtsverlauf führen. Dabei ist zu bedenken, dass die Medikamente die Plazentaschranke passieren und nach 3 – 4 Minuten auch das Kind erreichen.

Dennoch werden Analgetika in zurückhaltender Dosierung in der Eröffnungsphase angeboten, wobei der Gedanke, dass die Medikamente bis zur Geburt des Kindes teilweise abgebaut sind, deren Benutzung fördert. Zur Linderung von Schmerzen im gesamten Geburtsverlauf, speziell der Austreibungsschmerzen, wird als Leitungsanästhesie die Periduralanästhesie (PDA) angeboten.

Hierbei wird ein Lokalanästhetikum in den Periduralraum injiziert. Vorteil der Methode ist die bessere Kooperation der Gebärenden, ihr Nachteil eine starke Reduzierung des aktiven Pressens der Mutter bei der Austreibung des Kindes. Die Periduralanästhesie erlaubt notwendig werdende geburtshilfliche Operationen, vom Dammschnitt bis zum Kaiserschnitt schmerzlos durchzuführen.

Das **Neugeborene** wird kurz nach seiner Geburt abgenabelt. Damit übernimmt das Kind alle vitalen Funktionen, die bisher über die Plazenta gewährleistet waren, selbst. Diese am Lebensbeginn stehende Kreislauf- und Atemumstellung ist ein großes und an ein Wunder grenzendes Ereignis.

Nachdem beim Neugeborenen Mund, Nase und Rachenhöhle von Schleim, Fruchtwasser und Blut gereinigt sind und das Kind abgetrocknet ist, werden die Vitalparameter geprüft. Virginia Apgar, die erste Professorin für Anästhesie in der Vereinigten Staaten von Amerika, hat hierzu ein Schema entworfen, anhand dessen die Lebensfrische eines Neugeborenen nach 1 min, 5 min, 10 min geprüft wird.

Diese Vitalitätsprüfung zeigt sofort, ob ein Kind alle Funktionen übernommen hat oder noch unterstützende Hilfe braucht.

Aus der Nabelschnur der placentaren Seite kann Blut für orientierende Laborerstwerte gewonnen werden; auf der kindlichen Seite wird sie bis auf 2cm über dem Nabel gekürzt.

Das Kind wird dann inspiziert, gemessen und gewogen, von Blut und Schleim gereinigt und bei Belassen der Schicht von Käseschmiere, die die Haut bedeckt, in ein warmes Tuch geschlagen.

Kind und Mutter bleiben noch 2 Stunden unter der Aufsicht der Hebamme, die sich um ihr Wohlergehen kümmert.

Bei der Mutter, als Frischentbundene, müssen eventuelle Blutverluste aus der Plazentahaftstelle oder aus Wunden des Weichteilrohres registriert und kontrolliert werden. Der Kontraktionszustand des Uterus ist ebenfalls in kurzen Abständen zu überprüfen. Erst wenn Stabilität bei Mutter und Kind eingetreten ist und über längere Zeit besteht, erfolgt die Verlegung auf die Station.

Das Wochenbett

In fast allen Kulturen wird der Frau nach der Schwangerschaft eine Ruhepause zu-
gebilligt, in der sie sich mit dem Neugeborenen beschäftigen kann und in der sich
Veränderungen durch Schwangerschaft und Geburt zurückbilden.

In diese Zeit fällt als biologischer Bestandteil der Fortpflanzung die **Laktation** der
Mutter, die das optimale Gedeihen des Neugeborenen gewährleistet und die Bindung zwischen Mutter und Kind festigt.

In der Schwangerschaft wurden unter der Wirkung plazentarer Hormone Drüsengewebe und Milchgänge der Brüste zur Laktation vorbereitet. Nach der Geburt
entfaltet das Hormon Prolaktin der Hirnanhangsdrüse seine volle Wirkung und führt
zur Milchbildung.

Der **Milcheinschuss** erfolgt zwischen dem 2. und 10. Tag nach Geburt. Vorhe-
riges Anlegen des Kindes beschleunigt den Vorgang und lässt ihn weniger schmerz-
haft und sanfter verlaufen. Die Aufrechterhaltung der Milchproduktion wird durch
das Saugen des Kindes und durch das vom Hypophysenhinterlappen ausgeschüttete
Hormon Oxytocin gesteuert. Oxytocin unterstützt auch die Zuwendung der Mutter zu
ihrem Kind. Die Milchbildung kann medikamentös unterdrückt werden.

Nach einer längeren Stillphase erfolgt ein allmähliches Abstillen über Wochen
oder Monate durch Zufüttern steigender Mengen an Beikost nach dem 6. Lebensmonat des Kindes.

Das **Wochenbett**, das mit dem Ausstoß der Plazenta beginnt, endet nach 6 – 8
Wochen, in denen die Rückbildungsvorgänge und der Heilungsprozess weitgehend
abgeschlossen werden. In vielen Ländern ist der Mutterschutz vom Gesetzgeber mit
8 Wochen angesetzt.

Die Einteilung dieser Phase in das **Frühwochenbett** von 3 Wochen und das folgende **Spätwochenbett** unterteilt die in dieser Phase ablaufenden Vorgänge.

In Frühwochenbett blutet die Frau noch nach; sie ist durch genitale Infektionen und
Thromboembolien gefährdet. Peinliche Sauberkeit und frühe Mobilisation sollen die
Gefahren mindern.

Die Ausstoßung der Plazenta führt zu einem raschen Absinken des Plazentahor-
monspiegels im Serum der Mutter. Dies wird für die Stimmungsschwankungen verantwortlich gemacht, die die junge Mutter im frühen Wochenbett erfassen. Nach

anfänglicher Hochstimmung findet am 3. Tag nach der Geburt ein Stimmungsumschwung mit Unbeständigkeit, Unsicherheit und depressiver Verzagtheit statt. Das psychische Dunkel hellt sich mit zunehmender Wiederaufnehme der Ovarialfunktion mit Produktion von Oestrogen auf.

Die Umstellung der Organfunktionen, wie Kreislauf, Stoffwechsel, Leber- und Nierenfunktion findet in der Zeit des Frühwochenbettes allmählich statt.

Die Uterusrückbildung erfolgt unter Dauerkontraktionen sowie rhythmischen Kontraktionen der Muskulatur, die spontan erfolgen oder durch Reize wie Stillen oder Massagen ausgelöst werden können. Nach 12 Tagen verschwindet der Uterus hinter der Symphyse.

Die Zervixöffnung ist nach 4 Wochen geschlossen. Die Auskleidung von Uterus und Scheide normalisiert sich nach abgeschlossener Heilung mit Wiedereinsetzen der Ovulation. Die Scheide bleibt nach der Geburt weiter. Der Beckenboden kräftigt sich zunehmend in 6 – 8 Wochen.

Die durch die Schwangerschaft erschlafften Bauchdecken festigen sich nur langsam. Häufig wird der ursprüngliche Spannungszustand nicht mehr erreicht. Ausdauernde, über längere Zeit durchgeführte gymnastische Übungen für Bauch- und Beckenbodenmuskulatur verbessern das Ergebnis.

Die Gewichtsreduktion nach der Geburt beträgt ca. 6 kg in der 1. Woche; darauf folgen weitere 5 kg durch Flüssigkeitsausschwemmung.

Das **Neugeborene** braucht größte Aufmerksamkeit während der ersten Zeit seiner Anpassung an die extrauterinen Bedingungen.

Die Herz-Kreislaufumstellung erfolgt sofort nach der Geburt bis zum 3. Tag. Bei reif geborenen Kindern ist die Lungenreifung vollendet, die Lunge kann den Gasaustausch übernehmen.

Unreif geborene Kinder brauchen vielfach Atemunterstützung – auch wenn die Lungenreifung bei drohender Fehlgeburt im Mutterleib medikamentös unterstützt wurde.

Auch das Atemzentrum im Gehirn funktioniert bei Frühgeborenen häufig noch nicht einwandfrei; die Folge davon ist ein unregelmäßiger Atemrhythmus mit Atempausen.

Leber und Nieren übernehmen erst nach und nach ihre Entgiftungsfunktionen. Alle Neugeborenen kommen bei erhöhtem Anfall ausscheidbarer Stoffe in Schwierigkeiten. Dies zeigt der physiologische **Neugeborenenikterus**, der zwischen dem

3. und 10. Tag auftritt und auf die Überbelastung der Leber durch den Abbau von Bilirubin aus den roten Blutkörperchen der Neugeborenen hinweist.

Das Kind hat in den ersten Tagen wenige **Glykogenreserven** und erschöpft sich schnell bei Anstrengungen. Sein Energiehaushalt wird durch jede Art von Sauerstoffmangel schwer beeinträchtigt. Seine Energiereserven zur Wärmeproduktion aus dem braunen Unterhautfettgewebe sind begrenzt. Das Neugeborene muss deshalb vor Auskühlung geschützt werden.

Bei Bedarf wird kurz nach Geburt eine Infektionsprophylaxe mit Silbernitrat-Augentropfen oder einer antibiotisch wirksamen Salbe durchgeführt.

In der Regel wird ein Neugeborenes in der Nachgeburtsperiode dreimal vom Kinderarzt untersucht.

Am Tag nach der Geburt werden Allgemeinuntersuchungen, zwischen dem 3. und 5. Tag ein Stoffwechselsuchtest durchgeführt, um ererbte oder angeborene Enzymdefekte aufzudecken. Kinder aus gefährdetem Milieu erhalten eine BCG-Impfung gegen Tuberkulose.

Bei der 2. Untersuchung, der Kontrolle am Entlassungstag und der 3. kinderärztlichen Untersuchung nach einigen Wochen erhalten die Kinder zur Blutungsprophylaxe je 2 Tropen Vitamin K.

Zur kontinuierlichen Rachitisprophylaxe wird die tägliche Gabe von Vitamin D über ein Jahr, bei Winterkindern über den zweiten Winter, empfohlen. Der täglichen Dosis von 500-1000 IE in Kombination mit Vitamin D – das normalerweise unter UV Bestrahlung in der Haut gebildet wird und die Kalziumaufnahme im Darm gewährleistet – kann als Kariesprophylaxe Fluor zugefügt werden.

Das Ziel einer genauen Überwachung und prophylaktischer Maßnahmen ist ein vitales, gesundes Kind, das die Neugeborenenphase gut übersteht und eine normale Lebenserwartung hat.

Obgleich das Prolaktin die Ovarialfunktion hemmt, schützt die Stillzeit nicht vor einer erneuten Schwangerschaft. Aus diesem Grund ist eine Empfängnisverhütung angezeigt wenn kein erneuter Kinderwunsch vorliegt.

Mutter sein ...

Der Wandel von der jungen Frau zur Mutter ist ein Schritt auf unbekanntes Gelände. Ein Kind verändert die Beziehung zwischen einem Paar, jedes neue Kind die der Familienangehörigen untereinander.

Die Zeit der Mutterschaft ist ein langer Arbeits-, Lern- und Reifungsprozess in den einander folgenden Lebensphasen der Kinder bis zu deren Entlassung ins Erwachsenenalter und darüber hinaus, wobei die Bindung zu ihren Kindern für die Mutter zeitlebens bestehen bleibt.

Mutter sein ist schwierig. Leben und Freude, die ein Kind ins Haus bringt, sind gepaart mit Störungen und Reibungen im Familienleben, manchmal mit großen Sorgen. Bei zusätzlicher Berufstätigkeit trägt die Frau gewöhnlich dennoch die Hauptverantwortung für Kinder und Haushalt. Häufig erfährt sie berufliche Benachteiligungen, da sie auf pünktlichen Dienstschluss und manches Entgegenkommen der Kollegen angewiesen ist.

Als schwierigste Zeit werden die ersten 3 Lebensjahre des Kindes empfunden. Anfangs bringen Stillzeiten und Schlafentzug jede Planung durcheinander. In der Folgezeit fordert das Kind ebenfalls eine Rund-um-die-Uhr-Betreuung, die neben der Anwesenheit auch hohe qualitative Ansprüche an die Mutter stellt.

In den aufeinander folgenden Lebensabschnitten des Kindes muss die Mutter den verschiedenartigsten Aufgaben – von der mütterlichen Betreuerin über die Spielgefährtin, Krankenschwester, Nachhilfelehrerin, Seelenärztin – gerecht werden.

Dazu muss sie immer wieder Ablösungsprozesse des Kindes fördern, um ihm die Entwicklung zu einer eigenständigen Persönlichkeit zu ermöglichen.

Mütterliche Verhaltensweisen werden in allen Kulturen an junge Frauen weitergegeben.

Je mehr eine Frau bei der Betreuung und Erziehung gemeinsamer Kinder von ihrem Partner unterstützt wird, umso eher ist noch Platz für eigene Interessen, umso harmonischer lässt sich das Familienleben gestalten.

Eltern werden durch ihr lebendiges Beispiel und die Weitergabe ihrer Werte und praktischen Fähigkeiten lebenslang zu Lehrern ihrer Kinder.

Literaturhinweise zu Teil I

Antonic, M.: Schwangerschaft und Geburt
Ravensburger Ratgeber Familie

Geist, Ch., Harder, U.,Stiefel, A.: Hebammenkunde
Walter de Gruyter-Verlag, Berlin, New York 1998

Mändel – Opitz – Kreuter – Wehling: Hebammenbuch
Schattauer-Verlag, Stuttgart, New York 1996/97

Martius, G., Heidenreich, W.: Hebammenlehrbuch
Georg Thieme-Verlag, Stuutgart, New York 1995

Speckmann-Wittowski: Bau und Funktion des menschlichen Körpers
Urban und Schwarzenberg-Verlag, München, Wien, Baltimore 1998

Teil II:

Hebammenvorschläge zu
Schwangerschaft, Geburt und Wochenbett

Schwangerschaft, Geburt und Wochenbett mit ihren körperlichen, seelisch-geistigen und sozialen Wandlungen stellen einen Lebensabschnitt dar, in dem sich Frauen Zeit für sich selbst nehmen sollen, um den Körper zu pflegen, Quellen der Freude zur seelischen Entspannung zu suchen und sich intellektuell auf die Veränderung der Lebensumstände einzustellen und diese zu planen.

Gesundheit, Zuversicht und gute Stimmung der Mutter haben positive Auswirkungen auf das in ihrem Leib heranwachsende Kind.

In der Teamarbeit von Arzt und Hebamme werden normale Schwangerschaftsverläufe, Geburten und Wochenbett weitgehend von Hebammen betreut, die im überlieferten Hebammenwissen auch Kräuterheilkunde, Aromatherapie und vielfach homöopathische Mittel oder Akupunktur in die Praxis einbringen.

Im Verlauf von Schwangerschaft, Geburt und Wochenbett treten in bestimmten Zeitabschnitten charakteristische Beschwerden auf, die entweder durch Hormonumstellungen oder das heranwachsende Kind und die größer werdende Gebärmutter verursacht werden.

Im folgenden werden zunächst typische Beschwerdebilder und ihrer Linderungsmöglichkeiten durch Hebammentips dargestellt; im Anschluss erfolgt ein kleiner Abriss wesentlicher Merkmale von Phyto- und Aromatherapie sowie Homöopathie und Akupunktur sowie eine Charakteristik der empfohlenen Substanzen in jeweils alphabetischer Reihenfolge.

Frühschwangerschaft

Beschwerdebild: Abnorme Gelüste

Ursache: Allgemeine Umstellung des Körpers auf die Schwangerschaft

Linderungsmöglickeiten: - saure Gelüste: Essiggurken, Mixed Pikles, Sauerkraut

- süße Gelüste: Hochwertige Kohlehydrate,
z.B. Getreide, Karotten

- Schokolade: Hier liegt häufig ein Magnesiummangel vor, daher:
  - magnesiumhaltiges Mineralwasser
  - geschälte Mandeln (5 Stück/Tag)
  - grünes Gemüse

Beschwerdebild: Morgenübelkeit, Erbrechen (evtl. Gewichtsabnahme)

Ursache: Hormonelle Umstellung des Körpers auf die Schwangerschaft
(erhöhte HCG-Produktion)

Linderungsmöglichkeiten: - Rücksichtnahme zu Hause und am Arbeitsplatz
- Lutschen von Zitronenscheiben
- Kleines Frühstück morgens vor dem Aufstehen
- kleine Mahlzeiten untertags

Ernährung: Zu Beginn der Schwangerschaft Umstellung
auf ausgewogene gesunde Ernährung:

- Frischkost mit viel Obst und Gemüse
- schlackenreiche Kost, Vollkornbrot
- Molkereiprodukte: Kalziumzufuhr in Milch, Joghurt, Käse
- Zurückhaltung bei tierischem Eiweiß: Fleisch, Eier
- Vermeidung von Innereien, speziell von Leber, da der hohe
Vitamin-A-Gehalt schädigend auf Embryo und Fötus
wirken kann.

Frühschwangerschaft

Aromen:
- Bergamon   - Mandarine
- Neroli   - Pampelmuse

Genutzte Wirkung: Erfrischung, Angstlösung, Stimmungsaufhellung

Homöopathische Mittel:
- Arsenicum album   - Ipecacuanha
- Magnesium carbonicum   - Nux vomica
- Phosphor   - Pulsatilla
- Sepia   - Tabacum

Genutzte Wirkung : Hilfe gegen Magen-Darm-Schwäche, Übelkeit, Erbrechen.

Akupunktur:

Hauptpunkte:
P 6
Du Mai 20

Weitere Möglichkeiten:
Ma 36 (25)   Bl 20
Mi 4, 6, 10   Ni 12
Le 13

Genutzte Wirkung: unterstützend, psychisch regulierend.

Beachte: Bei unstillbarem Erbrechen sind ärztliche Überwachung und Therapie, evt. Klinikaufnahme erforderlich.

Fortgeschrittene Schwangerschaft

Beschwerdebild: **Erniedrigter Blutdruck (Hypotonie)**
Mit Schwindel und Übelkeit, allgemeiner Mattigkeit besonders morgens nach dem Aufstehen

Ursache: Hormonelle Weitstellung der Gefäße

Linderungsmöglichkeiten

Allgemein:
- Frühstück im Bett
- kalter Schauer als Abschluss der Morgendusche
- gymnastische Übungen
- täglicher Spaziergang (30 – 60 min)

Aromen:
- Rosmarin
Genutzte Wirkung: Anregung und Stärkung für Körper, Geist und Seele

Akupunktur:
Hauptpunkte:
Du Mai 20
He 7
Pe 6
Ni 3

Weitere Möglichkeiten:

He 3,5,6	Gb 34
Ma 36, 44	Bl 13, 15, 18, 20, 23, 34, 62
MP 4, 6	Lu 7
Ni 6	Du Mai 20
Dü 3	

Genutzte Wirkung: ausgleichend auf die Gesamtregulation und die Psyche.

Beschwerdebild: Erhöhter Blutdruck (Hypertonie)

Ursache: Dysregulation des Herz-Kreislaufsystems
durch unterschiedliche Auslöser

Linderungsmöglichkeiten:

Allgemein: - Entspannungsübungen: Autogenes Training, Yoga
- handwarme Entspannungsbäder
- Musik, Lesen

Kräuter: Teemischungen aus Melisse, Mistel, Weißdorn
Genutzte Wirkung: Blutdrucksenkung durch Gefäßerweiterung,
Anregung der körpereigenen Abwehr.

Aromen: - Ylang-Ylang
- Lavendel
- Melisse
Genutzte Wirkung: Blutdrucksenkung durch Gefäßerweiterung,
körperliche und seelische Entspannung.

Akupunktur: Hauptpunkte:
L 3
Ma 36

Weitere Möglichkeiten:
Pe 6   Ni 3, 6, 7, 10
He 7   Le 5, 13
Lu 9   Gb 20, 34, 37, 41
MP 6   Du Mai 20
Mi 6

Genutzte Wirkung: kreislaufharmonisierend, psychisch ausgleichend.

Beachte: Ein erhöhter Blutdruck (systolische Werte > 140mmHg,
diastolische Werte > 90 mmHg) muss ärztlich überwacht und eventuell
medikamentös behandelt werden.

Beschwerdebild: Wadenkrämpfe

Ursache: Magnesiummangel

Linderungsmöglichkeiten:

Allgemein: - Wadenmassage durch den Partner
- Tritt gegen Fußboden oder Bettfußteil mit ganzer Sohle
 und gestrecktem Bein
- Zehen zum Körper hinziehen
- Lockerungs- und Dehnungsübungen

Ernährung: - Magnesiumhaltiges Mineralwasser
- geschälte Mandeln (5 Stück/Tag)
- grünes Gemüse

Aromen: - röm. Kamille
- (Majoran)
- Lavendel
- Rosenholz
- Massageol mit Limongras, Myrte, Schafgarbe, (Wacholder)
 Zypresse in Calendula-Mandel-Basisöl

Genutzte Wirkung: Krampflösung und Schmerzlinderung infolge von vermehrter Durchblutung. Körperliche und seelische Entspannung.

Beachte: Majoran und Wacholder nicht im 1.Trimenon benutzen

Homöopathische Mittel:

- Magnesium phosphoricum
- Cuprum aceticum
- Sepia

Genutzte Wirkung: Stärkung von Nerveneneden und Allgemeinbefinden, Entspannung der Muskulatur.

Beschwerdebild: Müdigkeit, Appetitlosigkeit, Konzentrations- schwäche

Ursache: Eisenmangel durch Zunahme des Flüssigkeitsvolumens in den Gefäßen um 30% während der Schwangerschaft.

Linderungsmöglichkeiten

Allgemein:
- Zufuhr von Eisen in Nahrungsmitteln
- Gemüse, Gemüsesaft, speziell rote Beete, Karotten
- Holunderbeeren, schwarze Johannisbeeren
- Paranüsse, Sonnenblumen- und Kürbiskerne
- Fette mit ungesättigten Fettsäuren

Beachte: Meiden von schwarzem Tee (Eisenräuber!)

Kräuter:
- Teemischungen aus: Himbeerblättern, Johanniskraut, Melissenblättern, Schafgarbenkraut, Zinnkraut und Brennesselkraut mit einigen Tropfen Zitrone

Genutzte Wirkung: Beruhigung, allgemeine Lockerung, Unterstützung von Stoffwechsel- und Hormonhaushalt, Verbesserung der Eisenresoption.

Homöopathische Mittel:
- Ferrum metellicum
- Ferrum phosphoricum
- Phosphor Pulsatilla

Genutzte Wirkung: Steigerung der Eisenverwertbarkeit, Infektvorbeugung, seelisch-geistige Unterstützung.

Akupunktur: Hauptpunkte:
Du Mai 20
He 7
Pe 6
Ni 3
Weitere Möglichkeiten:

He 3, 5, 6	Ma 36, 44
Lu 7	Dü 3
Ni 6	Gb 34
MP 4,6	Bl 13, 15, 18, 20, 23, 34, 62

Genutzte Wirkung: harmonisierend, stärkend

Beschwerdebild: Harnwegsinfekte

Ursache: Hormonelle Weitstellung der ableitenden Harnwege mit der Gefahr aufsteigender Infektionen. Reduzierte Immunabwehr in der Schwangerschaft.

Vorbeugungs- und Linderungsmöglichkeiten:

Allgemein:
- Körperpflege
- Tragen von Baumwoll- oder Seidenschlüpfern (Seide wirkt als tierische Eiweißfaser bakterienabstoßend).
- häufiges Wechseln der Schlüpfer
- Verzicht auf parfümierte Seifen, Intimsprays und –lotions (Verschiebung des gesunden Scheidenmilieus mit Begünstigung von Bakterienwachstum).

Verhalten:
- regelmäßiges Wasserlassen bei Blasenbeschwerden
- Blasenentleerung vor und nach Geschlechtsverkehr
- Beckenbodentraining

Nahrung:
- Vitamin C

Kräuter:
Für akute Blasenbeschwerden Teemischung aus Bärentraubenblättern, Birkenblättern, Goldrute, Hauhenchel, Kamillenblüten (3Tassen/Tag)
Genutzte Wirkung: antiseptisch, harntreibend, entspannend, schmerzlindernd, krampflösend auf glatte Muskulatur, speziell Blasenmuskulatur, allgemein kräftigend.

Aromen:
Sitzbäder auf der Grundlage von Totes-Meer-Salz mit Essenzen von:
- Bergamotte
- Rose
- Zeder
- Lavendel
- Schafgarbe
Genutzte Wirkung: antiseptisch, harntreibend, entspannend, schmerzstillend, allgemein kräftigend, beruhigend, stimmungsaufhellend.

Homöopathische Mittel:
- Apis (während der Schwangerschaft nicht unter C30 verwenden)
- Berberis
- Equisetum

- Sepia
- Cansticum
- Pulsatilla

Genutzte Wirkung: Infektdämmend, krampflösend, schmerstillend, kräftigend speziell für Blasenmuskulatur.

Beachte: Akute und chronische Harnwegsinfekte, Nieren- und Nierenbecken-entzündungen müssen ärztlich kontrolliert und behandelt werden.

Beschwerdebild: Ödeme = Schwellungen durch Wassereinlagerungen ins Gewebe

Ursachen:
- hormonelle Weitstellung der Gefäße
- Abflussbehinderung und Erhöhung des hydrostatischen Druckes in den Gefäßen der unteren Extremitäten durch die wachsende Gebärmutter
- Eiweißverluste über die Nieren (bei Nierenschädigung) mit folgendem Eiweißmangel im Gefäßsystem und Erniedrigung des onkotischen Druckes.

Linderungsmöglichkeiten:

Allgemein:
- häufiges Hochlagern der Beine
- milde Beinmassage mit Ausstreichen der Flüssigkeit von unten nach oben.

Ernährung:
- Salatgurken (entwässernde Wirkung)
- Liebstöckel als Gewürz zum Essen
- gekochte Kartoffeln mit Schale aus biologischem Anbau (1Tag/Woche, 3mal täglich),
alternativ:- 250-300g Vollreis (1Tag/Woche)

Beachte: Bei Reistagen geht mit der Flüssigkeit über die Nieren Kalzium verloren, das durch Essen von gekochten Aprikosen ausgeglichen werden kann.

Kräuter: Teemischungen aus doppelter Menge an Teeblättern
=2 Teelöffel Blätter/1 Tasse Wasser aus:
- Brennesselkraut, Birkenblätter, Zinnkraut (3 Tassen/Tag)
Genutzte Wirkung: Anregung der Nierenfunktion mit Erhöhung der Urinausscheidung.

Aromen:
- Wacholder, als Zusatz zu Fußbädern auf der Basis von Totes-Meer-Salz
- als Zusatz zu Massageöl

Genutzte Wirkung: Durchblutungsfördernd, wassertreibend, anregend, stärkend.

Beachte: Wacholder darf nicht in der Frühschwangerschaft verwendet werden, da es eine abtreibende Wirkung hat. Eine weitere Kontraindikation für seine Verwendung ist ein erhöhter Blutdruck.

Homöopathische Mittel:
- Apis
- Kalium cloratum
- Pulsatilla

Genutzte Wirkung: entwässernd, aufmunternd.

Akupunktur: Hauptpunkte:
Ma 36
MP6

Weitere Möglichkeiten:

MP 4,9	Ma 25
Lu 7	Di 4, 11
Ni 3,6	Bl 20 21, 23, 31-34, 39
Mi 3, 4, 6, 9	Ren Mai 12
Le 13	

Genutzte Wirkung: entwässernd, stabilisierend.

Beschwerdebild: Krampfadern (Varizen)

Ursachen:
- Hormonelle Weitstellung der Gefäße
- Stauung der Beinvenen durch größer werdende Gebärmutter
- genetisch bedingte Bindegewebsschwäche

Vorbeugungs- und Linderungsmöglichkeiten

Allgemein: - gymnastische Beinübungen mehrmals täglich (regelmäßige Muskel-
anspannungen unterstützen den Blutfluss in den Beinen)
- häufiges Hochlagern der Beine im Tagesablauf
- hochgestelltes Bettende während der Nachtruhe
- Anlegen gut sitzender, im Fachgeschäft angepasster Gummistrümpfe
morgens nach 10-minütigem Hochlagern der Beine.

Ernährung: - Sorge für regelmäßige Verdauung durch ballastreiche Kost.

Kräuter: - Kräutermischung siehe Ödeme (3 Tassen/Tag)
- Einreibungen mit Ringelblumensalbe oder Roßkastaniengel
Genutzte Wirkung: kreislaufanregend, unterstützend für Venenfunktion,
krampflödend, entzündungshemmend.

Aromen: - Lemongrass
- Myrte
- Wacholder
- Zypresse als Zusatz zu Massageöl (Calendula-Mandel-Öl) morgens und
abends von unten nach oben in die Beine einmassieren.
Bei Entzündungen: Als Zusatz zu Quarkwickeln.

Beachte: Wacholder nicht in der Frühschwangerschaft oder bei erhöhtem Blutdruck
anwenden.
Genutzte Wirkung: Venenstärkend, kreislaufanregend, krampflösend,
adstringierend, entzündungshemmend.

Homöopathische Mittel:

- Arnica
- Lachesis
- Hamamelis
- Sepia
- Zincum

Genutzte Wirkung: Stärkung von Gefäßsystem und Muskulatur,
krampflösend, adstringierend, entzündungshemmend.

Beschwerdebild: Hämorrhoiden

Ursachen: - hormonelle Weitstellung der Gefäße
- Stauung durch Druck der wachsenden Gebärmutter
- genetisch bedingte Bindeggewebsschwäche

Linderungsmöglichkeiten:

Allgemein: - regelmäßiges Beckenbodentraining zur Anregung der Durchblutung im
Beckenbereich
- regelmäßige Verdauung durch schlackenreiche Kost

Kräuter: - Teemischung siehe Ödeme/Krampfadern (3 Tassen/Tag)
Genutzte Wirkung: unterstützend für Venenfunktion, kreislaufanregend,
krampflösend, entzündungshemmend.

Aromen: - Myrte
- Schafgarbe
- Zypresse
in Sahne oder Honig gelöste Essenzen als Zusatz zu Sitzbädern,
auf der Grundlage von Totes-Meer-Salz bzw. als Zusatz zu Salben.
Bei akuten Schmerzen: Kompresse mit Eiswürfeln, 1 Tropfen Essenz,
1 Prise Totes-Meer-Salz.
Genutzte Wirkung: venenstärkend, adstringierend, schmerzlindernd.

Homöopathische Mittel:

- Arnica
- Azidum hydrofluoricum
- Hamamelis
- Lycopodium
- Nux vomica
Genutzte Wirkung: Stärkung des Stütz- und Bindegewebes mit spezieller
Wirkung auf Venenstrukturen, entzündungshemmend, verdauungs-
anregend.

Spätschwangerschaft

In die Spätschwangerschaft fällt der **Geburtsvorbereitungskurs**, der besonders für Erstgebärende empfohlen wird. Die Kurse werden von Hebammen direkt mit den Krankenkassen abgerechnet.

Günstige Zeitspanne zu Teilnahme: 24. – 28. Schwangerschaftswoche

Dauer: 4 – 12 Wochen

Art der Kurse:
- Frauenkurse, bei denen der Partner 1 – 2-mal teilnehmen kann
- Partnerkurse
- Wochenendkurse: einmaliges Erfahrungswochenende für das Paar.

Inhalte:
- Übungen zur Erleichterung der Beschwerden in der Schwangerschaft, d.h. Lockerungs- und Entspannungsübungen
- Beckenbodentraining
- Informationen über körperliche Vorgänge in der Spätschwangerschaft
- Vorbereitung auf die Geburt: Erklärung des Geburtsmechanismus und der Geburtsphasen
- Atemübungen mit besondere Betonung der Ausatemphase
- Vorbereitung der Brust auf das Stillen
- allgemeine Informationen über das Neugeborene mit Pflegetipps für seine Versorgung
- Übung von Wickeltechniken
- Informationen über der Ablauf des Wochenbettes mit Übungen zur Stärkung des Beckenbodens und zur Festigung der Bauchmuskulatur
- Stillinformationen für die ersten Wochen des Säuglings
- Besprechung der Klinikaufnahme und des Klinikkoffers
- Besprechung der Mutterpassinformationen

Beschwerdebild: **Karpaltunnelsyndrom (Taubheitsgefühl, verminderte Tastempfindung, Schmerzen in der Innenhand und den Fingern)**

Ursache: Hormonell bedingte Wassereinlagerung in den Karpaltunnel mit erhöhtem Gewebedruck auf die Nerven.

Linderungsmöglichkeiten: siehe Ödeme

Akupunktur: Hauptpunkt:
Pe 6

Weitere Möglichkeiten:
Pe 7
Di 4

Genutzte Wirkung: schmerzlindernd, ausgleichend.

Beschwerdebild: Vaginalsoor = Pilzbefall der Scheide

Ursache: Candida-Erreger = Hefepilze, vorwiegend bei
- vorausgegangener Antibiotikabehandlung
- Diabetes
- Gefahr der Wiedererkrankung
- Gefahr der Infektion des Kindes während der Geburt

Vorbeugende Maßnahmen:
- zuckerarme Ernährung
- Licht und Sonne an die Scheide lassen
- Verminderung von Stressfaktoren
- in Schwimmbädern Tampon-Schutz mit olivenölgetränktem Tampon
schaffen

Spätschwangerschaft

Linderungsmöglichkeiten:

Allgemein: - möglichst oft helle, luftige Umgebung für die Scheide schaffen
- häufige Scheidenwäsche durch die Hand (keinen Waschlappen
benutzen)
- alkalische Seifen
- Intimlotions vermeiden
- Baumwoll- oder Seidenschlüpfer tragen (Seide ist als tierische
Eiweißfaser keimabweisend)

Naturheilmittel: - Joghurt mit Lebendbakterien und Milchsäure
(1 Teelöffel in Scheide und Vulva verteilen, 2x/Tag; dazwischen gut
waschen)
- eine Knoblauchzehe durchstechen, an einen Faden hängen und in die
Scheide einlegen, (2x 12 Stunden in der Scheide belassen.
Um Brennen zu verhindern einen Tampon einlegen.)

Genutzte Wirkung: Ausgleich des Scheidenmilieus; antiseptisch,
fiebersenkend.

Aromen: Lavendel extra
- Rose
- Tea Tree
einzeln oder gemischt als Tinktur auf Scheidentampons, als Wasch- oder
Badezusatz.

Genutzte Wirkung: infektionshemmend, keimrötend,beruhigend,
krampflösend, schmerzstillend.

Beschwerdebild: Mutterbandschmerzen

Ursache: Zerrung der Mutterbänder durch heftige Kindsbewegungen mit Schmerzen in der Leisten- und Kreuzbeingegend.

Linderungsmöglichkeiten:

- Massagen des Leisten- und Kreuzbeinbereiches

Aromen:
- Fenchel
- Kamille
- Lavendel
- Mandarine
- Neroli
- Rosenholz

Genutzte Wirkung: entspannend, krampflösend, schmerzstillend, entlastend, stabilisierend, leicht euphorisierend.

Homöopathische Mittel:

- Helonias
- Klematis

Genutzte Wirkung: lindernde, beruhigenden und stabilisierende Effekte auf die weiblichen Genitalien.

Beschwerdebild: Brustspannen, Empfindlichkeit der Brustwarzen

Ursache: hormonelle Vorbereitung der Brust auf die Laktation als Nahrungsquelle für das zu erwartende Kind.

Linderungsmöglichkeiten:

Allgemein:
- Tragen eines Büstenhalters (ständig oder gelegentlich)
- Waschen der Brustwarzen mit kaltem Wasser; Trocknen mit rauem Handtuch

Aromen: - Lavendel
- Neroli als Zusatz von Massageöl, als Zusatz zu warmen Umschlägen
- sanfte Massagen

Genutzte Wirkung: entspannend beruhigend

Beschwerdebild: Schwangerschaftsstreifen

Ursachen: Dehnung der Bauch-Brust-Oberschenkel-Gesäßhaut durch Größenwachstum von Gebärmutter und Brustdrüsen sowie Flüssigkeits-
einlagerungen in die Gewebe

Vorbeugung und Linderungsmöglichkeiten:

- sanfte Massagen der entsprechenden Regionen mit individuell
gewählten Basisölen und Essenzzusätzen.

Aromen: - röm. Kamille
- Lavendel extra
- marokkanische Rose
- Rosenholz
- Zeder.

Basisöle: - Jojoba-Mandelöl
- Haselnuss-Rosenholzöl
- Weizenkeim-Mandelöl

Genutzte Wirkung: entspannend, erfrischend, nerverstärkend,
durchblutungsfördernd, klärend.

Beschwerdebild: Schwangerschaftswehen

Ursache: Übungswehen zur Kräftigung der Gebärmuttermuskulatur

Linderungsmöglichkeiten:

Kräuter: Teemischungen aus:
- Baldrian, Hopfen, Johanniskraut, Majoran, Melisse, Thymian
(1 Teelöffel/1 Tasse Wasser; 3 Tassen/Tag)

Genutzte Wirkung: beruhigend, spannungslösend, krampflösend, schmerzstillend, gebärmutterkräftigend, verdauungsfördernd, stimmungsaufhellend.
Beachte:
Majoran und Thymian in den ersten Schwangerschaftswochen meiden!

Aromen:
- Lavendel extra
- Majoran
- Rosenholz in Öl zu leichten Bauchmassagen oder als Zusatz zu warmen Bauchumschlägen.

Genutzte Wirkung: entspannend, krampflösend, schmerzlindernd, beruhigend mit positiver Wirkung auf das seelische Gleichgewicht.

Beachte: Majoran nicht im 1.Schwangerschaftsdrittel.

Homöopathische Mittel:

- Caulophyllum
- Kalium carbonicum
- Pulsatilla
- Sepia
- Viburnum opulus

Genutzte Wirkung: entspannend, krampflösend, (speziell auf Gebärmuttermuskulatur) tonisierend, schmerzstillend, kräftigend.

Akupunktur: Hauptpunkt:
Du Mai 20
Genutzte Wirkung: besänftigend.

Spätschwangerschaft

Beschwerdebild: Senkungswehen

Ursache: Tiefertreten des vorangehenden Kindsteiles mit Druck auf den Beckenboden

Linderungsmöglichkeiten:

Allgemein:
- Beckenbodentraining
- Kleinkinder oder schwere Gegenstände nicht vom Boden hochstemmen oder tragen

Aromen:
- Geranie
- Myrte
- Schafgarbe

Essenz auf Totes-Meer-Basis für Sitzbäder, morgens nach dem Aufstehen

Genutzte Wirkung: krampflösend, schmerzstillend, stärkend

Homöopathische Mittel:

- Sepia (nach individueller Verschreibung)

Genutzte Wirkung: Erleichterung körperlicher und seelischer Beschwerden.

Akupunktur:
Hauptpunkt:
Du Mai 20

Genutzte Wirkung: besänftigend.

Beschwerdebild: Schlafprobleme

Ursachen:
- Beeinflussung der Schlafposition durch die Größe der Gebärmutter
- Angst vor der Geburt
- Sorge um die Gesundheit des ungeborenen Kindes
- Sorge um die Zukunft

Linderungsmöglichkeiten:

Allgemein:
- Aufstehen
- Gespräche
- Atem-Entspannungsübungen

Kräuter:
- Baldrian
- Hopfen
- Majoran
- Melisse
- Thymian

(1 Teelöffel/1 Tasse Wasser, 3 Tassen/Tag)

Genutzte Wirkung: entspannend, krampflösend, beruhigend.

Beachte: Majoran und Thymian nicht im 1. Schwangerschaftsdrittel

Aromen:
- röm. Kamille
- Geranium
- Lavendel
- Mandarine
- Rose
- Sandelholz
- Zeder

in Sahne oder Honig gelöst als Zusatz zum abendlichen Fuß- oder Vollbad.

Genutzte Wirkung: seelisch und körperlich entspannend, stärkend, beruhigend und gleichzeitig erfrischend.

Akupunktur:
Hauptpunkte:
Du Mai 20
Ni 6
Bl 62

Weitere Möglichkeiten:
He7   Ma 36
Pe 6   Bl 23

Genutzte Wirkung: besänftigend, ausgleichend, stärkend.

Beschwerdebild: Kreuzschmerzen

Ursachen:
- Druck des wachsenden Uterus auf das Kreuzbein
- hormonell bedingte Auflockerung der Darmbein-Kreuzbeinverbindung am Ende der Schwangerschaft

Linderungsmöglichkeiten:

Allgemein:
- Schlafen in Bauchlage, eventuell mit kleinem Kissen unter dem Bauch zur Schonung der Bandscheiben
- Einnehmen der Knie-Ellenbogenlage so oft wie möglich tagsüber

Aromen:
- Jasmin
- Mandarine
- Rosmarin
- Wacholder
    - als Zusatz zu Jojoba-Massageöl
    - als Zusatz zu warmen Kompressen
    - gelöst in Sahne oder Honig als Zusatz zu Bädern

Genutzte Wirkung: durchblutungsfördernd, auflockernd, anregend, erfrischend, krampflösend, schmerzstillend, kräftigend, sinnlich.

Akupunktur:
Hauptpunkte:
Bl 23-32   Le 3
Gb 30, 34, 41

Weitere Möglichkeiten:
Bl 36, 40, 60, 62

Genutzte Wirkung: schmerzmindernd.

Beschwerdebild: Sodbrennen = durch Druck der großen Gebärmutter gelangt besonders im Schlaf Magensäure in die Speiseröhre und verursacht unangenehmes Brennen

Ursachen: - hormonelle Weitstellung der Speiseröhre
- stetig wachsender Druck auf den Magen durch das Größenwachstum der Gebärmutter.

Linderungsmöglichkeiten:

Allgemein: - Umstellung auf kleine über den Tag verteilte und gut gekaute Mahlzeiten
- Vermeidung von Reizstoffen (Kaffee, Gewürze) und süßen Speisen
- Zufuhr von Magnesium (5 geschälte Mandeln/Tag)
- Säurebindung im Magen durch Trinken von rohem Kartoffelsaft

Kräuter: - Fenchel als Tee nach dem Essen in kleinen Schlucken
alternativ
- Maishaar als Tee morgens, und nach dem Essen in kleinen Schlucken

Genutzte Wirkung: Verdauungsfördernd durch Anregung der Sekretion von Verdauungssäften entblähend, tonisierend, entzündungshemmend und beruhigend.

Homöopathische Mittel:

- Magnesium phosphoricum
- Natrium phosphoricum

Genutzte Wirkung: stabilisierend auf die Produktion von Magensäure, verdauungsfördernd, krampflösend, schmerzstillend.

Akupunktur: Hauptpunkte:
Ma 36   Pe 6

Weitere Möglichkeiten:
Ma44   Ren Mai 12, 15, 17
Du Mai 20

Genutzte Wirkung: besänftigend, antiemetisch.

93

Beschwerdebild: Sucht

Bei einer Suchtbehandlung in der Schwangerschaft kann ergänzend zur klinischen Behandlung Akupunktur eingesetzt werden.

Akupunktur: Hauptpunkte:
Du Mai 20   Di 4
Pe 6   Ma 36
He 7

Genutzte Wirkung: besänftigend, stabilisierend

Das Körpergewicht am Ende der Schwangerschaft

Die Gewichtszunahme beträgt am Ende der Schwangerschaft 12 (-14) Kg.
Die werdende Mutter nimmt im 1. und 2.Trimenon 300 g/Woche, im letzten Trimenon 500 g/Woche zu. Hormonell bedingte Unregelmäßigkeiten im Wasserhaushalt des Körpers können zu Gewichtsverschiebungen führen.

Zum Geburtstermin entfallen:

- auf das Kind	3000 – 5000 g
- auf das Fruchtwasser	1000 g
- auf die Plazenta	700 g
- auf die Gebärmuttermuskulatur	1400 – 1500 g
- auf die Brustdrüse	500 g
also in Summe =	6000 – 7200 g

Mehrgewicht ergibt sich durch physiologische Wassereinlagerungen ins Gewebe. Bei gesundem Organismus der Mutter und zu geringer Gewichtszunahme holt sich das Kind dennoch von der Mutter die Nährstoffe, die es zu seiner Entwicklung braucht.

Nach der Geburt erfolgt – bei ausgewogener Nahrungsaufnahme – im Früh- und Spätwochenbett die Angleichung an das frühere Normgewicht.

Während der Stillzeit soll keine Abmagerung durch Diät angestrebt werden.

Vorbereitung auf die Geburt

Vorbemerkung:

In der Entbindungsklinik werden im Allgemeinen folgende Materialien gestellt:

Für die Mutter   Für das Kind

- Entbindungshemd   - Bekleidung
- Einmalschlüpfer   - Windeln
- Binden   - Pflegeprodukte
- Stilleinlagen

in alternativ arbeitenden Entbindungsstationen:

Für die Mutter

- Essenzen
    als Zusatz zu Ölen zur Damm- und Wehenmassage,
    zum erfrischenden Waschschwamm
    zum Verdampfen in Duftlampen
    als Zusatz zu Wundsitzbädern nach der Geburt
    als Zusatz zu Wochenbett- und Milchbildungsmassage
- Milchbildungstee

Der Klinikkoffer

Soll folgende Gegenstände enthalten:

Zur Geburt

- bequemes, kurzes Nachthemd (falls Klinikhemd nicht bevorzugt wird)
- bequeme Hausschuhe
- warme Socken (zur Vorbeugung kalter Füße)
- Bademantel
- bei langem Haar: Band zum Zusammennehmender Haare
- Labello zum Einfetten der Lippen
- evtl. Walkman mit Kasetten
- Fotoapparat für die Bilder des Neugeborenen (empfindlicher Film, ohne Blitz)
- kleine Brotzeit für den Vater

Papiere:

- Familienstammbuch (mit Geburts- und evtl. Heiratsurkunde der Eltern)
- Versicherungskarte der Krankenkasse
- Einweisungsschein des betreuenden Arztes
- Mutterpass

Für das Wochenbett:

- 3-4 bequeme, vorn knöpfbare Nachthemden bzw. Schlafanzugs-Oberteile
- etwa 8 Baumwollschlüpfer (reichlich groß, kochfest, wenn Einmal-Schlüpfer der Klinik
                                    abgelehnt werden).
- Bettjäckchen oder Joggingjacke
- Handtücher, Duschhandtuch
- Waschlappen
- Waschzeug: Zahnbürste, Zahnpasta, Seife, Haarwaschmittel, evtl. Föhn, Kosmetika

Beachte: Keine parfümierten Seifen, Deos, Parfüm; Der mütterliche Eigengeruch, als Erkennungszeichen für das Kind soll nicht verfälscht werden.

- 2 3 Stillbüstenhalter
- Adressenliste
- Kleingeld

Für die Heimreise:

Mutter:
- weite, bequeme, der Jahreszeit angepasste Kleidung

Neugeborenes:
- Babykleidung; eine Garnitur mit: Hemdchen, Jäckchen, Strampelhose, Windelhose, Windel (Babykleidung soll ohne Weichspüler gewaschen sein, da auch hier Duftstoffe beigemengt sind)
- autogerechte, mit entsprechendem Innenleben ausgestattete Tragtasche
- Schafwollunterlage
- Wolljäckchen, Mützchen
- Woll- oder Baumwolldecke zum Einschlagen der Kissen in der Tragtasche

- kleine Geschenke für Kreissaal- und Wochenstationspersonal.

Vorbereitung auf die Geburt
(ab 34. Schwangerschaftswoche)

Magen-Darm-Trakt:
- Stuhlregulierung durch 1 Esslöffel Leinsamen/Tag
- Himbeerblättertee (3 Tassen/Tag)

Genutzte Wirkung:
- Stuhlregulierung durch Anregung der Peristaltik
- Auflockerung der Beckenbodenmuskulatur
- Aktivitätssteigerung der Uterusmuskulatur

Beckenboden:
- Streublumen als Voll- oder Dampfbad

Genutzte Wirkung:
- Lockerung der Muskulatur
- Gewebs-Weichmacher!

Damm:
- Massage mit Weizenkeim-Johanniskrautöl
  (2-2,5min/Tag; Schamlippen einschließen)

Aromen:
- Muskatellersalbei
- Moschus
- Rose

Genutzte Wirkung: antiseptisch, oestrogen, krampflösend, beruhigend.
Beachte: Muskatellersalbei nur in sparsamer Dosierung kurz vor und unter der Geburt.

Homöopathische Mittel:
- Pulsatilla

Genutzte Wirkung: Stimmungsausgleich bei hormonell bedingten Stimmungsschwankungen z.B. Putzkoller!
(nur individuell und indiziert verwenden!).

Bei einer Schwangerschaft mit unkomplizierten Verlauf kann zur Verkürzung der Eröffnungsphase unter der Geburt ab der 36. Schwangerschaftswoche bis zur Geburt 1x wöchentlich akupunktiert werden.

Akupunktur:

Hauptpunkte:	Ma 36	MP 6
	Gb 34	Bl 67
Zusätzliche Möglichkeiten:	Mi 6, 19	Ni 3
	Pe 6	He 7
	Di 4	Du Mai 20
	Le 8	

Genutzte Wirkung: Verkürzung der Eröffnungsphase während der Geburt (ca. 2 Stunden), stärkere Reifung des Kindes, günstigere Zervixreifung mit Trichterbildung im Bereich des inneren Muttermundes, günstigere Wehenkoordination während der Geburt.

Besonderheit: Steißlage des Kindes (Beckenendlage) in 5%.
Akupunktur: (nicht vor der 33.Schwangerschaftswoche)

Hauptpunkt: Bl 67

Vorbereitung auf die Geburt
(ab 34. Schwangerschaftswoche)

Vorbereitung der Brüste auf die Stillzeit

In der Schwangerschaft verändern sich die Brüste durch Wachstum des milchbildenden Drüsengewebes und der Milchgänge. Am Ende der Schwangerschaft sind die Brüste groß und schwer; der ebenfalls vergrößerte Warzenhof ist dunkler pigmentiert, die Brustwarzen sind empfindlich.

Linderungsmöglichkeiten:

Allgemein:
- Tragen eines elastischen, gut sitzenden Büstenhalters aus atmungsaktivem Material (Baumwolle oder Seide)
- regelmäßige kräftige Massage der wachsenden Brüste von außen nach innen, kreis- und sternförmig mit gutem Massageöl
- Abhärten der Brustwarzen durch:
    - regelmäßiges Waschen mit kaltem Wasser
    - Benutzung eines rauen Waschlappens
    - Abtrocknen mit rauem Handtuch
    - Rubbeln zwischen den flachen Handtellern
- kreis- und sternförmiges Bürsten der Brüste von außen zu den Brustwarzen
- kräftiges Rollen und Zusammendrücken der Brustwarzen zwischen Daumen und Zeigefinger
- Ausstreifen der Vormilch durch Umfassen der jeweiligen Brust mit der Hand und leichtem Druck von hinten nach vorn zur Freilegung der Milchgänge, Vermeidung von Milchstau und Anregung der Milchdrüse für den Beginn der Stillzeit.
- Bestreichen der Brustwarzen mit Zitronensaft (härtet ab, erhöht die Widerstandsfähigkeit der Haut)
- Sonnenbäder mit freier Brust

Beachte: Mit den Abhärtungsmaßnahmen soll aufgehört werden, wenn sie zu Kontraktionen den Uterusmuskulatur führen.

Aromen:
- Lavendel
- Neroli
- Rosenholz

als Zusatz zu Massageölen:
- Jojobaöl
- Weizenkeimöl

Genutzte Wirkung: antiseptisch, entspannend, krampflösend, nervenstärkend.

Beschwerdebild: Nabelschmerzen.

Ursache: Gegen Ende der Schwangerschaft stülpt sich der Nabel nach außen und reibt an der Kleidung.

Linderungsmöglichkeiten:

Aromen: - Lavendel
                   (1 Tropfen pur auf den Nabel oder als Zusatz zu Kompressen)

                   Genutzte Wirkung: antiseptisch, schmerzstillend.

Beschwerdebild: Übertragung des Kindes

Unterstützende Maßnahmen zur Geburtseinleitung bei vorhandener Geburtsbereitschaft:

Allgemein:

- Brustwarzenstimulation durch intermittierendes Reiben der Brustwarzen für 30min. (1min Reiben, 3min Pause usw.)
- Einlauf
   - mit warmem Wasser; hierdurch wird die Enddarmperistaltik angeregt, die benachbarte Gebärmutter reagiert mit Wehen.
   - Rizinuscocktail (Rizinusöl/Aprikosensaft 1:1 und 2ml klares Wasser als Einlauf; nach 3-6 Stunden tritt die Wirkung mit gleichzeitigen Wehen ein).
   Beachte: Der Rizinuscocktail ist mit äußerster Vorsicht zu verwenden; er soll nicht angewendet werden, wenn schon Wehen vorhanden sind.
- Einlegen eines Fastentages mit reichlich Flüssigkeit; auch hier erfolgt eine Zunahme der Darmperistaltik mit anregendem Effekt auf die kontraktive Gebärmutterfunktion.
- Geschlechtsverkehr wirkt einerseits durch die, in der Samenflüssigkeit enthaltenen Prostaglandine, andererseits durch Prostaglandine, die von der sexuell erregten Frau ausgeschieden werden, bei genereller Geburtsbereitschaft wehenauslösend.

Vorbereitung auf die Geburt
(ab 34. Schwangerschaftswoche)

Kräuter: - Gewürzgetränk
              Aufguss aus Zimt (1 Stange), Nelken (10 Stück), Ingwerwurzel
              (1 kleine Wurzel) Eisenkrauttee (3 Tassen); über den ganzen Tag verteilt
              schluckweise trinken. Eine wehenanstoßende Wirkung ist bei Geburts-
              bereitschaft nach 24-48 Stunden zu erwarten.

              Genutzte Wirkung: anxiolytisch, verspannungslösend, stärkend auf den
              Gesamtorganismus, kontraktions-anregend auf die Gebärmutter.

Aromen: - Eisenkraut
              - Ingwer
              - Nelke
              - Zimt

              Genutzte Wirkung: wie oben

Homöopathische Mitte:
              - Caulophyllum
              - Cimifuga
              - Kalium carbonicum
              - Nux vomica
              - Pulsatilla

              Genutzte Wirkung: allgemein anregend, schmerzsenkend,
              verdauungsfördernd, anregend für Gebärmuttermuskulatur und Nerven.

Geburtseinleitung und -unterstützung

Das Ziel der Maßnahmen ist es, der Frau ein natürliches Geburtserlebnis zu ermöglichen.

1. Unterstützung der Eröffnungs- und Austreibungsperiode

Kräuter: - Gewürzgetränk (Zusammenstellung s. oben), schluckweise trinken

Genutzte Wirkung: kontraktionsanregend, tonisierend, stärkend, angstlösend.

Aromen:
- Eisenkraut (Verben)
- Jasmin
- röm. Kamille
- Lavendel
- Muskatellersalbei
- Nelke
- Rose
- Ylang Ylang
- Zimt

als Zusatz zu Massageöl

Genutzte Wirkung: angst- verspannungs-und krampflösend, geburtsfördernd, schmerzstillend, beruhigend, sinnlich.

Akupunktur: (bei Wehenbereitschaft)

Hauptpunkte:
Di 4   MP 6
Bl 67   (Gb 34)

Zusätzliche Möglichkeiten:
Le 3   Ma 25, 29, 36
Gb 21   Mi 6
Du Mai 20   Di 4
Ren Mai 3, 4, 6

Genutzte Wirkung: Harmonisierung der Wehen, geistig-psychische Entspannung.

Geburtseinleitung und -unterstützung

Akupunktur: (als Unterstützung einer laufenden Geburt)

Hauptpunkte:
Du Mai 20   Ma 36, 44
Di 4, 10   Bl 23-31, 60, 62, 67
Gb 21, 34   He 7
Le 6, 9   Pe 7
MP 6, 9

Genutzte Wirkung: Herabsetzung der Schmerzempfindung im mittleren Intensitäts
bereich, Wehenkoordination, Sedierung, Entspannung.

Akupunktur: (bei protrahierter Geburt, d.h. Geburtsvorgang länger als 24 Stunden
ab 1 cm Muttermundsweite)

Hauptpunkte:
Mi 6, 10   Ma 36
Bl 17, 20, 23   Le 8
Ni 3, 6, 7, 10   Lu 7, 9
Ren Mai 3, 4, 6   Du Mai 4

Genutzte Wirkung: stärkend, nährend, tonisierend.

2. Unterstützung der Nachgeburtsperiode

Möglichkeiten:

- Brustwarzenstimulation durch Saugenlassen des Kindes.
  Der dadurch erzeugte Reiz auf die Gebärmutter unterstützt die Plazentalösung.
- Beckenbewegungen

Aromen: - Geburtsmassageöl (s. oben)
                  Massieren des Uterusfundus

Homöopathische Mittel: - Arnica
                           - Belladonna
                           - China
                           - Ferrum metallicum

104

- Hamamelis
- Ipecacuanha
- Phosphor
- Pulsatilla
- Secale
- Sepia

Genutzte Wirkung: durchblutungsfördernd, kräftigend, tonisierend, kreislaufstabilisierend, angst- und spannungslösend.

Akupunktur: (kann sowohl kurz nach Geburt angewandt werden, um Ablösungstörungen vorzubeugen und Blutverluste geringer zu halten, oder erst bei Lösungsschwierigkeiten der Plazenta eingesetzt werden).

Hauptpunkt:
Ni 16

Moxibustionsmethode: = Reizung eines Punktes am kleinen Zeh durch Abbrennen von Beifußzigaretten (50-70% Erfolg).

Weitere Möglichkeiten:

MP 6	Le 3
Ma 29	Gb 21, 39
Di 4	Mi 6
Bl 67	Ren Mai 4,6

Genutzte Wirkung: Reizung eines dem Uterus zugeordneten Meridians mit Fernwirkung auf die Gebärmutter.

Besonderheit: Steißlage des Kindes

Beeinflussungsmöglichkeiten zur Umwandlung in eine Hinterhauptslage:

Allgemein:
- Zeit und Ruhe
- 4-Füßler-Stand
- Indische Brücke = zunächst flache Bodenlage, dann mit angewinkelten Oberschenkeln eine hohe Brücke machen (durch beide Maßnahmen entsteht ein Hohlkreuz, welches das Kind bewegt und es veranlasst, eine andere Lage einzunehmen.)

Aromen:
- Lavendel
- Rose
- Schafgarbe
- Ylang Ylang
- Zeder

in Jojobaöl zur Massage; Bauchmassage in Purzelbaumrichtung

Genutzte Wirkung: Essenzen: kräftigend, entspannend, krampflösend schmerzstillend, beruhigend;
Massage: Mechanische Reizwirkung auf das Kind.

Moxabustionsmethode: siehe oben

Homöopathische Mittel:

- Pulsatilla
- Sepia
- Tuberculinum

Genutzte Wirkung: kräftigend, unterstützend.

Akupunktur:

Hauptpunkt:
Bl 67 (Moxibustion: 50-70% Erfolg).

Unterstützende Maßnahmen für einen natürlichen Wochenbettverlauf

Allgemein:
- Beckenbodentraining
- Bauchmassage; kreisend im Uhrzeigersinn und quer um die Hüften kreisend.

Genutzte Wirkung: Unterstützung der Rückbildungsvorgänge des Körpers.

Kräuter:

- Frauenmantel
- Himbeerblätter

als Tee (3 Tassen/Tag)

Genutzte Wirkung: Unterstützung der hormonellen Umstellung, wundheilend, uterusstimulierend.

Aromen:
- Fenchel
- Geranium
- Jasmin
- Lavendel
- Mandarine
- Muskatellersalbei
- Rose, Rosenholz
- Schafgarbe
- Wacholder
- Ylang Ylang
- Zeder
- Zypresse

als Zusatz zu Massageölen, z.B. Jojobaöl, Weizenkeimöl

Genutzte Wirkung: weiblich, erfrischend, gefäßtonisierend, adstringierend, blutbildend stärkend, stoffwechseanregend.

Beschwerdebild: Obstipation

Ursachen: Schwellungen im Enddarmbereich. Bis zum 3. Tag nach der Geburt gilt ein Stuhlverhalt als physiologisch.

Linderungsmöglichkeiten:

Allgemein: Bewegung, Gymnastik, ballastreiche Kost, reichlich Flüssigkeit.

Akupunktur: Hauptpunkte:
Di 4, 10, 11   Ma 25, 29, 36
Bl 25

Weitere Möglichkeiten:
MP 6   Dü 3
Ni 6   Ren Mai 4, 6, 12
Du Mai 4

Genutzte Wirkung : peristaltikfördernd.

Beschwerdebild: Blasenentleerungsstörungen

Ursache: Ödem der Harnröhre und -blase, Sphinkterkrampf.

Akupunktur: (als vorbeugende Maßnahme)

Hauptpunkte:
MP 6, 9   Ma 29
Ni 3   Ren Mai 2, 3, 4

Weitere Möglichkeiten:
Bl 23, 28, 31, 32, 62   Le 3
Du Mai 20

Genutzte Wirkungen: miktionsanregend, harmonisierend.

Beschwerdenbild: Dysregulation, Kreislaufschwäche

Akupunktur: (als unterstützende Maßnahme)

Hauptpunkt:
Du Mai 20

Weitere Möglichkeiten:
He 9   Pe 9
Ni 1   Du Mai 26

Genutzte Wirkung: stärkend, aufbauend, kreislaufstabilisierend.

Beschwerdebild: Depressive Verstimmung

Ursache: Hormonelle Umstellung nach der Geburt (ca. 3.-4. Tag nach Geburt)

Linderungsmöglichkeit:

Akupunktur:

Hauptpunkte:
Pe 6   He 7
Du Mai 20

Weitere Möglichkeiten:
He 3   MP 6
Ma 36   Le 3
Ni 3,6   Bl 23, 62
Du Mai 6, 15

Bei zusätzlichen Schlafproblemen:

Hauptpunkte:
Ni6   Bl 62
Du Mai 20

Genutzte Wirkungen: sedierend erhellend, harmonisierend.

Beschwerdebild: starke Nachwehen

Linderungsmöglichkeiten:

Kräuter:
- Anis
- Fenchel
- Kümmel
- Majoran

als Tee (3 Tassen/Tag)

Genutzte Wirkung: sekretionsfördernd, verdauungsfördernd, regulierend entspannend, krampflösend, schmerzlindernd.

Aromen:
- Lavendel
- Majoran
- Rosenholz

als Zusatz zu Massageölen und zu wärmenden Kompressen

Genutzte Wirkung: entspannend, wärmend, krampflösend, schmerzlindernd, wundheilend, nervenstärkend.

Homoöpathische Mittel:

- Arnica
- Caulophyllum
- Chamomilla
- Cuprum
- Kalium carbonicum
- Secale

Genutzte Wirkung: muskelentspannend, gebärmutterstärkend, krampflösend.

Beschwerdebild: zu starke Blutungen

Linderungsmöglichkeiten:

Kräuter:
- Frauenmantel
- Pfefferminze

- Schafgarbe
als Tee (3 Tassen/Tag)

Genutzte Wirkung: homonregulierend, adstringierend, tonisierend, uterusstimulierend, wundheilend, entzündungshemmend, entblähend, schmerzlindernd, stärkend, beruhigend, energiespendend.

Aromen: - Lavendel
- Zitrone
als Zusatz zu kalten Kompressen, Eiswürfelkompressen.

Genutzte Wirkung: erfrischend, kühlend, beruhigend, blutstillend, antibakteriell, abwehrsteigernd.

Homöopathische Mittel: - Arnica
- Belledonna
- Ferrum
- Hamamelis
- Phosphor
- Secale
- Sepia

Genutzte Wirkung: beruhigend, aufbauend, kräftigend, tonisierend, blutstillend, entzündungswidrig, fiebersenkend.

Akupunktur: Hauptpunkte:
Ni 16   Ma 29
MP6

Weitere Möglichkeiten:
Mi 1, 6   Ni 3, 16
Ren Mai 6   Du Mai 20

Genutzte Wirkung: Verstärkung der Uteruskontraktionen über mehrere Stunden.

Akupunktur: (bei Atonie) Hauptpunkte:
Mi 1, 6   Ni 3, 16
Ren Mai 6   Du Mai 20
Genutzte Wirkung: s.o.

Beschwerdebild: Zu geringer Wochenfluss

Linderungsmöglichkeiten:

Allgemein:
- Wärmekissen
- heiße Wärmflasche
- warme Bauchwickel mit Zusatz von Essenzen

Kräuter:
- Frauenmantel
- Hirtentäschel
- Melisse

als Tee (2 Tassen/Tag)

Genutzte Wirkung: hormonell unterstützend, beruhigend, uterusstimulierend, entzündungshemmend.

Aromen:
- Eisenkraut
- Ingwer
- Nelke
- Zimt

als Zusatz zu Weizenkeim-Massageöl

Genutzte Wirkung: menstruationsfördernd, tonisierend, krampflösend, schmerzlindernd, antiseptisch.

Homöopathische Mittel:
- Bellis
- Pulsatilla
- Sepia

Genutzte Wirkung: schmerzlindernd, heilungsfördernd, kräftigend, entzündungshemmend.

Akupunktur:
Hauptpunkte:
Pe 7   Ren Mai 4, 6

Weitere Möglichkeiten:
Mi 6, 10   Ma 36
Bl 17, 20   Le 8
Ni 3
Genutzte Wirkung: anregend zur Uterusentleerung.

Beschwerdebild: Wochenflussstau

Linderungsmöglichkeiten:

Allgemein:
- Bauchlage
- Bauchmassage
- Einlauf

Kräuter:
- Frauenmantel
- Hirtentäschel
- Melisse

Genutzte Wirkung: beruhigend, uterusstimulierend, hormonell unterstützend, entzündungshemmend.

Aromen:
- Eisenkraut
- Ingwer
- Nelke
- Zimt

als Zusatz zu Weizenkeim-Massageöl

Genutzte Wirkung: menstruationsfördernd, tonisierend, krampflösend, antiseptisch, schmerzstillend.

Homöopathische Mittel:
- Aconitum
- Belladonna
- Kalium carbonicum
- Natrium chloratum
- Nux vomica
- Pulsatilla
- Sepia

Genutzte Wirkung: entspannend, angstlösend, sekretionsanregend, entzündungshemmend, verdauungsanregend, seelisch und körperlich kräftigend.

Akupunktur: s.o.

Beschwerdebild: Krampfaderentzüngung (Thrombophlebitis)

Linderungsmöglichkeiten:

Allgemein:
- venenentlastende Beinübungen
- Hochlagern der Beine
- häufiges Aufstehen
- Gummistrümpfe
- Wickeln der Beine von unten nach oben

auf gerötete Bereiche:
- Kompresse mit Heilerde oder Essenzen

Aromen:
- Lemongrass
- Myrte
- Schafgarbe
- Wacholder
- Zypresse

Genutzte Wirkung: blutreinigend, antiseptisch, beruhigend, durchblutungsfördernd, krampflösend, schmerzstillend, venenstärkend, fiebersenkend.

Homöopathische Mittel:

- Calendula
- Hamamelis
- Lachesis
- Lykopodium
- Pulsatilla

Genutzte Wirkung: desinfizierend, entzündungshemmend, gefäßstabilisierend, kreislaufanregend, körperlich und seelisch unterstützend und kräftigend.

Beachte: eine Thrombophlebitis muss stets ärztlich überwacht und bei Bedarf medikamentös behandelt werden.

Beschwerdebild: **Geburtsverletzungen: Dammschnitt, Dammrisse, Vulvaödem, Scheidenverletzungen**

Linderungsmöglichkeiten:

Allgemein: - Entlastung der verletzten Region durch:
- Bauchlage mit kleinem Kissen als Unterstützung
- niedrige Liegemöglichkeiten
- Sitzring
- Abstützen des Oberkörpers beim Stehen zur Entlastung des Beckenbodens
- kleine Schritte beim Laufen
- Luft und Sonne
- desinfizierende Spülungen
- Trockenföhnen nach dem Waschen
- Eiswickel
- körperwarme Sitzbäder (28° – 32°)
- Muttermilch zum Sitzbad oder als Kompresse

Kräuter: - in den ersten Tagen Eichenrinde später Kamille als Zusatz zu Sitzbädern
- Arnica/Calendula/Beinwell als Zusatz zu Sitzbädern oder Salben
- Johanniskraut/Calendula-Tinktur in Wollwachs (pestizid) als Salbe

Genutzte Wirkung: antiseptisch, adstringierend, entspannend, schmerzlindernd.

Aromen: - Geranie
- Kamille
- Lavendel extra
- marokkanische Rose
- Schafgarbe
als Zusatz zu Bädern auf der Basis von Totes-Meer-Salz
als Zusatz zu warmen Kompressen (2x/Tag).

Genutzte Wirkung: reinigend, desinfizierend, beruhigend, entzündungshemmend, schmerzstillend, wundheilend, kühlend, abwehrfördernd, seelisch und körperlich unterstützend.

Stillen

Unterstützung des Stillvorganges / Pflege der Brüste

Maßnahmen:

Allgemein:
- sorgfältige Körperhygiene mit Neutralseife
- Schutz der Brüste vor Umwelteinflüssen (Hitze, Kälte, Nässestau)
- Stilleinlagen aus Naturfasern (z.B. Wolle, Seide; sie sind bakterizid und nehmen Feuchtigkeit auf)
- Brustmassagen mit Milchbildungsöl (z.B. Stadelmann)

Ernährung:
- scharf gewürzte Speisen meiden
- Südfrüchte meiden
- Genussgüter reduzieren (Kaffee, Tee)
- keine Diäten zur Gewichtsreduzierung

Aromen:
- Anis
- Fenchel
- Karottensamen
- Koreander
- Kümmel
- Lavendel
- Rose

auf der Grundlage von Calendula-Mandelöl=Milchbildungsöl:

Genutzte Wirkung: milchbildend, antibakteriell,beruhigend, verdauungsfördernd, erwärmend, krampflösend, erotisierend.

Voraussetzungen für einen ungestörten, sanften Stillvorgang:

- innere Ruhe
- äußere Ruhe
- Ausdauer
- bequeme Stellung für Mutter und Kind

Menge und Zusammensetzung der Muttermilch entsprechen in den ersten 6 Lebensmonaten dem Bedarf des Kindes; es dauert ca. 8 Wochen, bis sich der Mechanismus des Stillens eingespielt hat.

Beeinflussung der Milchmenge während der Stillzeit:

Steigerung der Milchmenge

Maßnahmen:

Allgemein:
- Anlegen des Kindes an beiden Brüsten zu jeder Mahlzeit
- häufiges Anlegen
- Flüssigkeitszufuhr bei der Mutter
- warme Umschläge und Massagen vor dem Stillen

Kräuter:
- Anis
- Dill
- Fenchel
- Kreuzblume
- Kümmel
- Majoran
- Melisse

zu gleichen Teilen als Tee nach Stadelmann (3 Tassen/Tag)

Genutzte Wirkung: milchbildend, verdauungsregulierend.

Aromen: siehe Milchbildungsöl

Homöopathische Mittel:

- Agnus castus
- Bryonia
- Calcium carbonicum
- Lac caninum
- Pulsatilla
- Secale
- Sepia

Genutzte Wirkung: milchbildend, drüsenbesänftigend,
hormonausgleichend, kräftigend, gebärmutterkrampflösend, aufbauend.

Beeinflussung der Milchmenge während der Stillzeit:

Reduzierung der Milchmenge

Maßnahmen:

Allgemein:
- Kind jeweils nur an einer Seite anlegen
- während des Stillens die andere Brust kühlen
- Brustwarze der nicht benutzten Seite 1-2 min zwischen Daumen und Zeigefinger zusammendrücken, um das Einschießen der Milch zu verhindern
- Tragen eines festen, gut sitzenden Büstenhalters
- kalte Umschläge mit Essenzen auf Eis oder Quark
- gelegentliches Liegen auf Bauch und Brust
- Muttermilch abpumpen und einfrieren (mehrere Wochen haltbar)

Beachte: Die Zusammensetzung der abgepumpten Milch ist zu einem späteren Zeitpunkt nicht mehr als Vollnahrung für den Säugling ausreichend.

Aromen
- Pfefferminze
- Salbei (1-2 Tropfen nach dem Stillen auf die Brustwarze)
- Zitrone
- Zypresse

Genutzte Wirkung: antibakteriell, adstringierend, kräftigend, Abwehrkräfte anregend, krampflösend, entzündungshemmend.

Homöopathische Mittel:

- Phytolacca (D3-D8)

Genutzte Wirkung: beruhigend und heilend bei Drüsenbeschwerden.

Beschwerdebild: Flach-Hohl-Schlupfwarzen

Linderungsmöglichkeiten:

Allgemein:
- Brustschalen (Apotheke)
- einige Wochen vor Geburt eintragen
- 30 min vor dem Stillen anlegen (durch die Körperwärme entsteht ein kleines Vakuum, das die Brustwarzen aufrichtet)
- unmittelbar vor dem Stillen Brustschalen abnehmen
- Stillhütchen

Beschwerdebild: Einrisse an den Brustwarzen (Schrunden, Rhagaden)

Linderungsmöglichkeiten:

Allgemein:
- Stillberatung in Anspruch nehmen
- Stilltechnik überprüfen:
- beim Stillen soll das Neugeborene möglichst viel vom Warzenhof fassen
- bei Beendigung des Stillvorganges Neugeborenes nicht von der Brust warze abziehen sondern den Saugunterdruck unterbrechen indem man einen Finger in den Mundwinkel des Kindes schiebt.
- häufig Luft, Licht und Sonne an die Brust lassen.
- Föhntrocknen nasser Brüste
- NUK-Fläschchenaufsatz mit mehreren kleinen Ausgängen auf den Warzenhof aufsetzen.

Kräuter:
- Ringelblume (Calendula)
- Beinwell

als Essenzen zum Betupfen der Brustwarzen nach dem Stillen und als Zusatz zu Salben.

Genutzte Wirkung: entzündungshemmend, adstringierend, durchblutungsfördernd, beruhigend, schmerzstillend, wundheilend.

Aromen:
- Lavendel
- Myrte
- Tea-Tree

Als Zusatz zu Brustbädern

Genutzte Wirkung: keimtötend, infektionshemmend, beruhigend, wundheilend, krampflösend, schmerzstillend, adstringierend.

Homöopathische Mittel:
- Arnica
- Causticum
- Phytolacca
- Sepia
- Silicea
- Sulfur

Genutzte Wirkung: entzündungshemmend, adstringierend, heilend, kräftigend,drüsenberuhigend.

Beschwerdebild: **schmerzhafte, pralle Brüste bei nicht ausreichender Milchmenge**

Linderungsmöglichkeiten:
Allgemein:
- Wärmeanwendungen vor dem Stillen
- feste Massagen mit Milchbildungsöl
- häufiges Anlegen

Homöopathische Mittel:
- Bryonia (bei knotigen, schmerzhaften Brüsten)
- Pulsatilla (bei Milchstau)
Genutzte Wirkung: besänftigend, kräftigend.

Beschwerdebild: **Schmerzhafte, pralle Brüste bei zu reichlicher Milchbildung**

Linderungsmöglichkeiten:
Allgemein:
- nur eine Brustseite pro Mahlzeit
- Milch vor dem Stillen abdrücken
- warme Umschläge, sanfte Massage vor dem Stillen
- nicht benutzte Brustseite kühlen
- Trinkmenge der Mutter reduzieren
- nach dem Stillen: Eis- oder Quarkwickel mit Essenzen

Aromen:
- Lavendel
- Minze
- Zitrone
- Zypresse

Genutzte Wirkung: beruhigend, entschlackend ,erfrischend, venenstärkend, antiseptisch, adstringierend, entzündungshemmend

Homöopathische Mittel: - Phytolacca

Genutzte Wirkung: beruhigend, besänftigend, ausgleichend auf das Drüsengewebe der Brüste.

121

Stillen

Akupunktur: Hauptpunkte:
Ma 14   Ren Mai 17

Weitere Möglichkeiten:
Ex P.   Ma 15, 16, 18, 44
Le 2, 14   Pe 6
Gb 21   Mi 6, 9, 10
Di 11   Dü 1
Bl 20   Du Mai 20
Genutzte Wirkung: milchbildend , harmonisierend.

Beschwerdebild: Milchstau

Linderungsmöglichkeiten:

Allgemein: - häufiges Anlegen des Säuglings in verschiedenen Stillpositionen
- kräftige Massagen mit Milchbildungsöl
- Quarkkompressen mit Essenzen (s. Unterstützung des Stillvorganges).

Homöopathische Mittel:
- Arnica
- Aconitum
- Belladonna
- Bryonia
- Phytolacca
- Pulsatilla – Silicea

Genutzte Wirkung: lindernd bei Drüsenbeschwerden, heilend,
adstringierend, kräftigend, beruhigend, fiebersenkend.

Akupunktur: Hauptpunkte:
Ren Mai 17   Ma 16, 18
Ex. P.

Weitere Möglichkeiten:
Di 4   Pe 6
Ma44   Du Mai 20
Genutzte Wirkung: milchflussanregend, harmonisierend

Beschwerdebild: Fieberhafte Brustentzündung (Mastitis)

Linderungsmöglichkeiten:

Allgemein:
- Bettruhe
- nach dem Stillen: Ausdrücken der Milchreste aus der Brust.
- Quarkumschläge

Aromen:
- Lavendel extra
Genutzte Wirkung: beruhigend, heilend.

Homöopathische Mittel:
- Aconitum
- Belladonna
- Bryonia
- Chamomilla
- Gelsenium
- Lac caninum
- Lachesis
- Phytolacca
- Silicla

Genutzte Wirkung: schmerzlindernd speziell bei empfindlichen Brüsten, beruhigend, fiebersenkend, kräftigend, kreislaufstützend, blutreinigend, stärkend, entzündungshemmend, besänftigend, speziell für die Milchdrüse.

Akupunktur:
Hauptpunkte:
Ren Mai 17   Ma 16, 18
Ex. P.

Weitere Möglichkeiten:
Di 4, 11   Du Mai 14
Pe 6   Dü 1, 3
Di 4
Genutzte Wirkung: unterstützend.

Beachte: Eine Brustdrüsenentzündung muss ärztlich überwacht und eventuell antibiotisch behandelt werden.

123

Abpumpen der Muttermilch

(Bei zeitlich begrenzten Notfällen wie z.B. Operationen der Mutter, Klinikaufenthalt des Neugeborenen.)
- Milchpumpe (Apotheke)
- Abpumpen
- Säubern des Gerätes
- Baby füttern oder Muttermilch kühl lagern bzw. einfrieren bis zum Gebrauch.

Abstillen

Falls nach der Geburt nicht gestillt werden soll, kann die Milchproduktion medikamentös, unter ärztlicher Kontrolle unterbunden werden.

Unterstützenden Maßnahmen:

Allgemein:

- Brustpflege
- leicht Brustmassage mit Massageölen (Jojoba- /Weizenkeimöl)
  und Essenzen als Zusatz.

Aromen:
- Lavendel
- Neroli
- Rosenholz

Genutzte Wirkung: antiseptisch, beruhigend, entspannend, stärkend.

Homöopathische Mittel:

- Phytolacca

Genutzte Wirkung: lindernd bei Drüsenbeschwerden.

Das natürliche Abstillen erfolgt zwischen dem 3. Lebensmonat und dem 2. Lebensjahr.
Bei Belastungen der Mutter durch Wiederaufnahme der Haushaltstätigkeit/des Berufes lässt möglicherweise auch früher die Milchmenge nach.
Das Abstillen soll innerhalb einer Zeitspanne von bis zu 3 Wochen erfolgen, indem schrittweise auf Flaschennahrung übergegangen wird.

Spätwochenbett

Im Spätwochenbett bis zur 1. Menstruation nach der Geburt werden die hormonellen Umstellungsvorgänge allmählich abgeschlossen. Vielfach sind noch Nachwirkungen der vorangegangenen Schwangerschaft und Geburt vorhanden, die sich in Schweißausbrüchen, Haarausfall, Konzentrationsschwäche sowie Kreuzschmerzen äußern können.

Linderungsmöglichkeiten:

Allgemein:
- Ruhepausen im Tagesablauf
- Mittagschlaf

Kräuter:
- Frauenmantel
- Johanniskraut
- Melisse Schafgarbe

als Teemischung (3 Tassen/Tag)

Genutzte Wirkung: Stabilisierung und Unterstützung des Hormonhaushaltes, uterusstimulierend, menstruationsfördernd, beruhigend, wundheilend.

Aromen:
- Grapefruit
- Pampelmuse
- Schafgarbe

Genutzte Wirkung: reinigend, desinfizierend, ausgleichend, erfrischend.

Homöopathische Mittel:

- Aufbaumittel nach Stadelmann
  - 4g Calcium carbonicum D3
  - 6g Calcium phosphoricum D3
  - 2g China D6
  - 10g Ferrum metallicum D6
  - 5g Ferrum phosphoricum D6
  - 15g Magnesium carbonicum D6
  - 2g Zincum metalliucum D6

verreiben in einer 1:1 Mischung mit Milchzucker, Traubenzucker ad 200g

Genutzte Wirkung: infektionshemmend, heilungsfördernd, stuhlregulierend, Eisenverwertbarkeit steigernd, stützend für die Stabilität von Gelenken und Knochen, seelisch-geistig-körperlich kräftigend.

Das Neugeborene

Allgemein:

- 1 – 2x wöchentlich baden
- Massagen mit Mandel-Lavendel-Calendulaöl

Zusatz von Essenzen in 1/3 der Erwachsenendosis

Aromen für Neugeborene:

- Honig
- Kamille
- Rose
- Vanille

Genutzte Wirkung: desinfizierend, beruhigend, entspannend, balsamisch, harmonisierend, besänftigend, hautpflegend.

Aromen für Säuglinge:

- zusätzlich zu den o.a. Aromen
- Lavendel
- Mandarine

Genutzte Wirkung: verdauungsfördernd, stärkend, erfrischend, stimmungshebend.

Beschwerdebild: Verdauungsprobleme

Ursache: Unreife des Magen-Darmtraktes

Linderungsmöglichkeiten:

Kräuter:
- Fenchel
- Kamille

als Tee (1 Teelöffel vor jeder Mahlzeit)

Genutzte Wirkung: verdauungsfördernd.

Aromen:
- Anis
- Fenchel
- Karottensamen
- Koreander
- Kümmel
- Lavendel

als Zusatz zu Massageölen in 1/3 der Erwachsenendosis.

Genutzte Wirkung: verdauungsfördernd, blähungswidrig, krampflösend, schmerzstillend, antibakteriell.

Beschwerdebild: Unruhe

Linderungsmöglichkeiten:

Allgemein:
- Beruhigungsbäder (mit 3-5 Tropfen Essenz):
- Duftlampe (mit 1-2 Tropfen Essenz)

Aromen:
- Honig
- röm. Kamille
- Mandarine

Genutzte Wirkung: beruhigend, entspannend, balsamisch, harmonisierend, erfrischend, stimmungsaufhellend.

Beschwerdebild: Feuchter Nabelrest

Linderungsmöglichkeiten:

Allgemein:
- Nabelwunde trocken halten (Nabelrest fällt gewöhnlich zwischen dem 2. und 12. Tag nach Geburt ab)
- nach dem Baden Nabel und Umgebung mit dem Föhn trocknen. Cave: Verbrennung
- Muttermilch zur Nabelpflege (Nabel nach dem Trocknen mit einem Wattestäbchen mit Muttermilch bestreichen)

Aromen:
- Calendula
- Lavendel extra
- Rose
- bei Nabelinfektion: Tea-Tree (nur in starker Verdünnung)

als Zusätze zu Bädern und Kompressen.

Genutzte Wirkung: desinfizierend, infektionshemmend, wundheilend, beruhigend

Beschwerdebild: Nabelgranulom

Linderungsmöglichkeiten:

Allgemein:
- Ätzen mit Silbernitratstift

Beachte: nur unter sachkundiger Anleitung

Homöopathische Mittel:

- Silicea

Genutzte Wirkung: abwehrsteigernd und stabilisierend bei Abwehrschwäche.

Beschwerdebild: Neugeborenengelbsucht

Ursache: Unreife der Leber. Überlastung durch Abbau der roten Blutkörperchen
des Neugeborenen.

Unterstützende Maßnahmen:

Allgemein: - Sonnenlicht

Kräuter:

- Boretsch/Löwenzahnblätter/-wurzeln 1:1,5;
Weißdorn (1 Teelöffel/1 Tasse heißes Wasser)
1 Teelöffel vor jeder Mahlzeit.

Genutzte Wirkung: entgiftend, galletreibend, hartntreibend,
sanft abführend durchblutungsfördernd, leberfunktionsanregend.

Homöopathische Mittel:

- Aconitum
- Chelidonium
- Lycopodium
- Natrium sulfuricum
- Sepia
- Sulfur

Genutzte Wirkung: verdauungsfördernd, Leber-Galle wirksam,
infektionshemmend, kräftigend, stimmungsaufhellend.

Beachte: Die Neugeborenengelbsucht wird in der Klinik überwacht
und bei Bedarf behandelt.

Beschwerdebild: Schmierige Augen

Linderungsmöglichkeiten:

Allgemein:
- Säubern der Augen mit lauwarmem Wasser von innen und außen.
- Säuberungsflüssigkeit: 1 Prise Salz auf 10ml abgekochtes Wasser.
- Muttermilch zum Säubern der Augen

Kräuter:
- Calendula-Augentropfen
- Augentrost= Euphrasia-Augentropfen beim Wickeln im Wechsel
einträufeln.

Aromen:
- Lavendel
- Rose

1 Tropfen auf 10ml isotonische Kochsalzlösung zum Säubern der Augen.

Homöopathische Mittel:

- Argentum nitricum
- Pulsatilla
- Sulfur

Genützte Wirkung: antibakteriell, hautreinigend, aufbauend.

Beschwerdebild: Wundsein

Vorbeugungs- und Linderungsmöglichkeiten

Allgemein:
- regelmäßiger Windelwechsel
- Waschen des Gesäßes mit kühlem Wasser und neutraler Seife
- Trocknen mit dem Föhn, dabei Windel vorlegen, damit der Urinstrahl des Kindes nicht mit dem Föhn in Berührung kommt. (Stomschlag!)
- Luft, Licht,Sonne
- Nacktstrampeln an einem warmen, bzw. vorgewärmten Platz
- Sitzbäder (2x/Tag)
- Muttermilcheinreibungen
- Windeleinlagen aus Seide (desinfizierend)

Kräuter: - Calendula- (Ringelblumen) Salbe
                    - Beinwellsalbe (bei starkem Wundsein)

Genutzte Wirkung: desinfizierend, heilend.

Aromen: - Geranie
                    - Lavendel extra
                    - Kamille blau
                    - Rose
als Zusatz zu Bädern auf der Basis von Totes-Meer-Satz.

Genutzte Wirkung: antiseptisch, beruhigend, schmerzstillend.

Ernährung der stillenden Mutter:

- Vermeidung von scharfen Gewürzen
- Vermeidung von Südfrüchten

Homöopathische Mittel:

- Zink (als Salbe = Penatencreme*) nur bei starkem Wundsein,
                    da hoher Zinkgehalt.

Genutzte Wirkung: desinfizierend, heilend, mechanischer Schutz
vor scharfem Urin, Stuhl.

- Arnica
- Beinwell
- Calendula
- Hypericum
- Symphytum
- Sulfur

Genutzte Wirkung: desinfizierend, wundheilend.

Beschwerdebild: Blähungen/Dreimonatskoliken

Ursache: Der Magen/Darmtrakt des Neugeborenen ist vielfach den Anforderungen der Verdauung noch nicht gewachsen. Die Folge sind Blähungen, häufiger Abgang von Winden und Koliken vorwiegend am Spätnachmittag und Abend.

Linderungsmöglichkeiten:

Allgemein: - Kind mit dem Bauch nach unten über die Knie legen und langsam hin und her wippen.(=entblähende Maßnahme)
- Bauchmassage im Uhrzeigersinn; nach Abgang von Winden
wiederholen.

Kräuter: - Fenchel
- Kümmel
als Teemischung (1 Teelöffel/1Tasse Wasser) 1 Teelöffel Tee vor jeder Mahlzeit

Genutzte Wirkung: entblähend, verdauungsfördernd.

Aromen: - Fenchel
- Koreander
- Kümmel
in Mandelöl = 4-Windeöl nach Stadelmann
als Massageöl oder als Zusatz zu feuchtwarmen Kompressen.

Genutzte Wirkung: krampflösend, entblähend, durchwärmend, verdauungsfördernd, magen-darmstärkend.

Homöopathische Mittel:

- Belladonna
- Chamomilla
- Cuprum metallicum
- Colocynthis
- Lycopodium
- Magnesium carbonicum
- Magnesium phosphoricum

Genutzte Wirkung: beruhigend, heilend, kräftigend,
entzündungshemmend, krampflösend, schmerzstillend.

Beschwerdebild: Mund-Darm-Windel-Soor

Ursache: Infektion mit Candida-Erregern = Hefepilze, die zu nicht abwischbaren weißen Stippchen oder Belegen führen. Das Immunsystem des Neugeborenen ist noch unreif; ein Hefepilzbefall ist deshalb leicht möglich. Soorinfektionen nehmen im Winter zu.

Vorbeugende Maßnahmen:
- nur ungesüßten Tee geben
- Fruchtsäfte vermeiden
- strenge Schnullerhygiene
- Licht. Luft, Sonne im Windelbereich

Linderungsmöglichkeiten bei Soorbefall:

Kräuter
- Beinwell als Salbenzusatz für den befallenen Windelbereich. Genutzte Wirkung: antiseptisch, wundheilend.

Aromen:
- Lavendel extra
- Rose
- Tea-Tree

als Tinktur (Gebrauch: 2Tropfen Tinktur/1 Schnapsglas Wasser geben; ein Läppchen mit der Flüssigkeit tränken und die befallenen Partien damit abtupfen. Danach das Läppchen wegwerfen).

Genutzte Wirkung: antiseptisch, infektionshemmend.

Hoöopathische Mittel:

- Graphites
- Kalium mureaticum
- Lycopodium
- Medorrhinum
- Natrium carbonicum
- Sulfur

Genutzte Wirkung. Infektionshemmend, entzündungshemmend, hautreinigend, wundseinsstoppend, stoffwechselanregend, verdauungsfördernd.

Beachte: Bei massivem Soorbefall ist eine ärztliche Überwachung und Behandlung mit Antimykotika angezeigt, da die Erkrankung nach Symptomfreiheit zu erneutem Befall neigt.

Beschwerdebild: Zahnen

Linderungsmöglichkeiten:

Aromen: - Nelke
             - röm. Kamille
        in Jojobaöl; Wangen des Säuglings massieren.

        Genutzte Wirkung: beruhigend, schmerzstillend.

Beschwerdebild: Schnupfen

Ursache: Infektion durch unterschiedliche Erreger.

Linderungsmöglichkeiten:

Allgemein: - physiologische Kochsalzlösung; einige Tropfen in die Nasengänge
                                                          geben.
              - Nasenschleim absaugen (Schleimsauger für Neugeborene, Apotheke)
              - Muttermilch; einige Tropfen in die Nasengänge geben

Aromen: - Chinesische Engelwurz (verdünnte Tinktur auf Stirn und Nasenrücken
                                                          streichen).

        Genutzte Wirkung: Freimachen den Nase, Beruhigung der
        Nasenschleimhaut, schmerzstillend.

Zu den Grundlagen der Pflanzenheilkunde = Phytotherapie

Kräuter werden von alters her benutzt, um Krankheiten vorzubeugen, ihre Symptome zu mildern oder sie zu heilen. Die therapeutische Wirkung der Pflanzen zielt dabei auf die Unterstützung der Anpassungsfähigkeit und der Selbstheilungskräfte des Körpers.

Ihre Anwendung setzt genaue Kenntnis der Wirkprofile der verwendeten Pflanzen voraus. Die Heilkraft von Kräutern ist durch die wissenschaftliche Forschung bestätigt. 1978 wurde die Phytotherapie vom Gesetzgeber als besondere Therapierichtung anerkannt.

Kräuter werden heute wieder zunehmend benutzt, um Krankheiten zu verhindern, sie zu behandeln oder um medikamentöse Therapieformen zu ergänzen. Sie können sowohl innerlich wie auch äußerlich angewendet werden.

Innere Anwendung:

Am häufigsten ist ihre Verabreichung in Teemischungen. Hierzu werden Pflanzen bzw. Pflanzenteile schonend getrocknet und zerkleinert .Für verschiedene Indikationen werden jeweils gleiche Teile potenter Kräuter gemischt und als Teeaufguss zubereitet.

Zubereitung für Erwachsene:

Kräutermischung: 1 gehäufter Teelöffel / 1 Tasse kochendes Wasser
Verordnung: 3 Tassen/Tag

Zubereitung für Neugeborene und Säuglinge:

Kräutermischung: 1 gestrichener Teellöffel / 1 Tasse kochendes Wasser
Verordnung: 1 Teelöffel vor jeder Mahlzeit

Äußere Anwendung:

Neben anderen Inhaltsstoffen enthalten Kräuter ätherische Öle mit antiseptischen, antimykotischen und psychisch wirksamen Eigenschaften. Zu ihrer Gewinnung werden Alkoholauszüge im Verhältnis 1:5 bis 1:10 zubereitet. Die gewonnenen Tinkturen zur äußeren Anwendung enthalten nicht nur die wasserlöslichen sondern auch die alkohollöslichen Anteile der Kräuter.

Anwendungsformen:

- als Zusatz zu Kompressen und Umschlägen
- als Kaltanwendungen bei Entzündungen
- als Warmanwendungen zur Durchblutungsförderung
- in Ausnahmefällen pur auf die intakte Haut

Kräuter und ihre Hauptwirkungen

Auflistung
der in den Hebammenratschlägen vorkommenden Kräuter mit ihren Hauptwirkungen

Anis   blähungswidrig, schleimlönd, sekretfördernd

Bärentraubenblätter   stärkend für die Blasenmuskulatur

Baldrian   nervenberuhigend

Beinwell   beruhigend, wundheilend, zellwachstumsfördernd,
(Milchwurz, Wundschad)   stärkend, entzündungshemmend, adstringierend,
Mittel für 1. Hilfe   schleimlösend

Birkenblätter   harntreibend

Boretsch   schweisstreibend, harntreibend, antidepressiv,
(Gurkenkraut)   entzündungshemmend, schleimlösend, stärkend,
                                            milchtreibend, entgiftend, entstauend, beruhigend,
                                            kühlend, reinigend

Brennesselblätter   harntreibend; bei Zusatz von einigen Tropfen Zitrone
                                            eisenresorptionsfördernd

Chelidonium   verdauungsfördernd, Leber-Galle-anregend
(Schöllkraut, Warzenkraut)

Dill   Verdauungsfördernd, entblähend, krampflösend,
                                            milchtreibend

Eichenrinde   blutstillend, venenstabilisierend, infekthemmend

Eisenkraut   nervenstärkend, tonisch, krampflösend,
                                            schweisstreibend, milchtreibend, leberanregend,
                                            beruhigend, adstringierend, wehenanregend

Euphrasia   infekthemmend, entzündungswidrig bei Augenleiden
(Augentrost)

136

Fenchel	milchtreibend, schmerzlindernd, periodenregulierend, harntreibend, verdauungsfördernd, appetitanregend, entblähend, antiseptisch, entspannend, krampflösend, sehkraftverbessernd
Frauenmantel	menstruantionsfördernd, adstringierend, uterusstimulierend, entzündungshemmend, wundheilend, harntreibend, weiblich-hormonell ausgleichend
Himbeerblätter	stoffwechselanregend, muskulaturauflockernd (bes. im kleinen Becken)
Hopfen	beruhigend, krampflösend, antiseptisch, verdauungsfördernd, adstringierend, harntreibend, fiebersenkend, schlaffördernd
Ingwer	entspannend, krampflösend, aufhellend, stärkend
Johanniskraut	antidepressiv, antimikrobiell beruhigend, adstringierend, schmerzlösend, harntreibend, blutdrucksenkend, entgiftend, menstruationsausgleichend, schleimlösend, antibakteriell, antiviral
Kamille	entspannend, krampflösend, antiseptisch, schweißtreibend, harntreibend, analgetisch, entstauend, antihistaminisch
Löwenzahn	galletreibend, harntreibend, abführend, antirheumatisch, stärkend, entgiftend
Mais	beruhigend, harntreibend, tonisierend,steinlösend, entspannend
Majoran	blutdrucksenkend, beruhigend, entzündungshemmend, entspannend,schmerzlindernd, durchblutungsfördernd

Beachte: Im 1. Schwangerschaftsdrittel meiden!

137

Kräuter und ihre Hauptwirkungen

Melisseblätter	beruhigend, antiallergisch, blutdrucksenkend, entspannend, verdauungsausgleichend, menstruationsregulierend
Nelke	schmerzlindernd, entzündungshemmend, verdauungsausgleichend, kontraktionsfördernd
Pfefferminze	entblähend, krampflösend, schweißtreibend, brechreizlindernd, antiseptisch, schmerzlindernd, adstringierend, entstauend, tonisierend, abstillend
Ringelblume	antiseptisch, antiviral, schweißtreibend, entgiftend, krampflösend, oestrogenartig entzündungshemmend, harntreibend, abwehrstärkend, entstauend, kreislaufstimulierend,entgiftend, menstruationsregulierend
Rosskastanie	venenstärkend, entstauend, kreislauffördernd
Schafgarbe	adstringierend, wundheilend, entzündungshemmend, antiseptisch, verdauungsfördernd, schweißtreibend, krampflösend, harntreibend, blutdrucksenkend
Thymian	entblähend, verdauungsfördernd, entzündungshemmend, immunsteigernd, durchblutungsfördernd, entwässernd, schlaffördernd, antidepressiv
	Beachte: Im 1. Schwangerschaftsdrittel meiden!
Weißdorn	herz-kreislauf-tonisierend, blutdrucksenkend, gefäßerweiternd, adstringierend, entspannend, krampflösend, harntreibend, durchblutungsfördernd
Zimt	wärmend, stärkend, entspannend, kreislaufanregend, nerverstärkend, krampflösend, adstringierend, verdauungsanregend, antiseptisch, wehenanregend
Zinnkraut	harntreibend

138

Grundlagen der Aromatherapie mit ätherischen Ölen

Pflanzen enthalten in ihren Wurzeln, Blättern, Blüten, Fruchtschalen oder Samen 1 – 2 % (zwischen 0,01 – 5 %) an ätherischen Ölen. Diese können durch Wasserdampfdestillation, Alkohol- oder Fettauszüge, durch Kohlendioxiddruckverfahren oder durch Kaltpressung als reine Öle gewonnen werden. Die hierfür verwendeten Pflanzen sollen aus kontrolliert biologischem Anbau (kbA) stammen.

Die stark duftenden Essenzen enthalten alle charakteristischen Merkmale der entsprechenden Pflanzen und können für die verschiedensten Indikationen in der Aromatherapie genutzt werden.

Alle ätherischen Öle haben antiseptische und antimikotische Eigenschaften. Sie unterstützen hierdurch die natürlichen Abwehrkräfte des Körpers. Darüber hinaus werden sie gezielt bei Störungen des Wohlbefindens und der Gesundheit zur Verbesserung des körperlichen und seelischen Gleichgewichts eingesetzt. (WHO-Definition von Gesundheit: = aktiver Zustand körperlichen, emotionalen, mentalen und sozialen Wohlbefindens).

Aromen wirken auf Körper, Seele und Geist. Sie wurden schon bei den Ägyptern als Heilmittel und in Form duftender Öle in Totenriten und als Schönheitsmittel genutzt.

Im Mittelalter wurden die Heilmöglichkeiten ätherischer Öle vor allem von den Klöstern im Rahmen der Krankenversorgung angewendet.

Ätherische Öle werden lichtgeschützt in dunklen Flaschen verwahrt. Sie sind bei kühler Lagerung über Jahre haltbar. Die leicht flüchtigen Essenzen lassen sich mit fetten Ölen, Alkohol, Seife, Sahne, Honig, Eigelb oder Salz vermischen.

Ihre Anwendungsmöglichkeiten sind vielseitig.

Innere Anwendung   (Indikation zurückhaltend)
Verabreichungsform: 1 - 2 Tropfen ätherisches Öl / 1 Teelöffel Honig / 1 Tasse warmes
                         Wasser. (2 - 3 Tassen/Tag)

Verwendung in der Duftlampe
Die Schale der Aromalampe wird mit Wasser gefüllt, dem 3 – 5 Tropfen ätherisches Öl zugegeben werden. Eine Kerze unter der Schale erwärmt die Flüssigkeit und lässt sie verdampfen. Der Raum erfüllt sich mit dem gewählten Duft.

Zusatz zu Kompressen und Wickeln
Auf eine kalte oder warme Kompresse bzw. auf einen Quarkwickel kommen 3 Tropfen ätherisches Öl

Grundlagen der Aromatherapie mit ätherischen Ölen

Zusatz zu Bädern
Bei Babybädern wird 1 – 3 Tropfen, bei Erwachsenen 10 Tropfen, ätherisches Öl in Milch, Sahne, Honig oder Totes-Meer-Salz emulgiert und einer gefüllten Badewanne Wasser zugefügt. Die Wirkung der ätherischen Öle entfaltet sich in der entspannenden Wärme eines Bades besonders gut.

Inhalation = Einatmung ätherischer Öldämpfe.
10 Tropfen ätherisches Öl / 1 Schüssel heißes Wasser. Der Kopf wird über die Schüssel gehalten und mit einem Tuch abgedeckt, um den Dampf konzentriert einzuatmen.

Zusatz zu Körper-Massage-Ölen
10 Tropfen ätherisches Öl / 100 ml Basisöl in Flaschen geben und gut vermischen.

Die ätherischen Öle werden zur Linderung seelisch-geistiger Unstimmigkeiten in niedrigen Dosierungen, zur Behandlung körperlicher Beschwerden in hohen Dosen eingesetzt.

Massageöle:

Mandelöl	klassisches Öl für jeden Hauttyp
Haselnussöl	Öl für trockene, strapazierte Haut
Jojobaöl	flüssiges Wachs aus der Jojobanuss, das reich an Vitamin E ist und nicht ranzig wird.
Avocadoöl	fettes Öl für strapazierte Haut.
Weizenkeimöl	fettes Öl, reich an Vitamin E mit starkem Eigengeruch
Johanniskrautöl	Olivenöl mit Johannisbeerblüten = Wundöl
Nachtkerzenöl	Öl mit hohem Gehalt an Gammalinolensäure.
Paraffinöl	Öl minderer Qualität

Ätherische Öle und ihre Hauptwirkungen

Aufstellung der in den Hebammenratschlägen vorkommenden ätherischen Öle und ihrer Hauptwirkungen:

Anis
Wirkungsspektrum körperlich: Schleimauswurffördernd, krampflösend, blähungswidrig, harn-treibend, milchbildend, verdauungsfördernd, drüsenfunktions-anregend, magenwärmend, appetitanregend.
Wirkungsspektrum seelisch-geistig: Angstlösend, tröstend, klärend.

Bergamon
Wirkungsspektrum körperlich: Antiseptisch, blähungswidrig, fiebersenkend, krampflösend, magenanregend, wurmtreibend.
Wirkungsspektrum seelisch-geistig:
Angstlösend, stimmungsaufhellend, entspannend, belebend.
Beachte: unter Sonneneinstrahlung oder auf der Sonnenbank meiden.

Chinesische Engelwurz (Frauenginseng)
Wirkungsspektrum körperlich: Krampflösend, homonausgleichend, entgiftend, schmerzlindernd, menstruatuinsfördernd, kreislaufstabilisierend.
Wirkung seelisch-geistlg: beruhigend.

Eisenkraut
Wirkungsspektrum körperlich: Tonisch, krampflösend, schweißtreibend, milchtreibend, leber-wirksam, adstringierend.
Wirkung seelisch-geistig: Nervenstärkend.

Fenchel
Wirkungsspektrum körperlich: Appetitanregend, verdauungsfördernd, harntreibend, menstruationsfördernd, milchbildend, schleimlösend, krampf-lösend, abführend, wurmtreibend, antibakteriell.
Wirkungsspektrum seelisch-geistig: Stabilisierend, klärend bergend, tröstend.

Geranium
Wirkungsspektrum körperlich: Schmerzlindernd, zusammenziehend, wundheilend, blutstillend, antiseptisch, nebennierenanregend.
Wirkungsspektrum seelisch-geistig: Stärkend, beruhigend, entspannend, ausgleichend, antidepressiv.

Honig
Wirkungsspektrum körperlich: Nervenstabilisierend, schlaffördernd, hautpflegend, wärmend.
Wirkungsprofil seelisch-geistig: Beruhigend, harmonisierend, balsamisch, bergend, beschwichtigend.

Ingwer
Wirkungsspektrum körperlich: Antiseptisch, fiebersenkend, blutdrucksteigernd, durchwärmend, verdauungsfördernd, wurmtreibend.
Wirkungsspektrum seelisch-geistig: Entspannend, kräftigend.

Jasmin
Wirkungsspektrum körperlich: Krampflösend, milchtreibend, menstrationsfördernd, geburts-fördernd, antiseptisch, schmerzlindernd.
Wirkungsspektrum seelisch-geistig: Aphrodisisch, glückbringend, sinnlich.

Karottensamen
Wirkungsspektrum körperlich: Wurmtreibend, krampflösend, blutbildend, lympfflussanregend, Leber-Galle-wirksam.
Wirkung seelisch-geistig: Ausgleichend.

Kamille (römisch)
Wirkungsspektrum körperlich: Krampflösend, antiseptisch, schmerzlindernd.
Wirkungsspektrum seelisch-geistig: Entspannend, beruhigend, mildernd.

Knoblauch
Wirkungsspektrum körperlich: Antiseptisch, blutdrucksenkend, auswurffördernd, kreislauf-unterstützend, pulsverlangsamend, krampflösend, harntreibend, blutverdünnend, harnsäurelösend, appetitanregend, magen-stärkend, blähungswidrig, wurmtreibend, fiebersenkend.
Wirkungsspektrum seelisch-geistig: Kräftigend, anregend, stärkend.

Koriander
Wirkungsspektrum körperlich: Durchwärmend, magenstärkend, verdauungsfördernd, gedächtnisfördernd, krampflösend, antibakteriell, pilztötend.
Wirkung seelisch-geistig: Anregend.

Kümmel
Wirkungsspektrum körperlich: Appetitanregend, magenstärkend, verdauungsfördernd, menstruationsfördernd, milchbildend, wurmtreibend, krampf-lösend, harntreibend.
Wirkung seelisch-geistig: Anregend.

Lavendel
Wirkungsspektrum körperlich: Antiseptisch, krampflösend, schmerzstillend, gallefluss-fördernd, entgiftend, harntreibend, schweißtreibend, blutdrucksenkend, herzstärkend, verdauungsfördernd, magensaftanregend, wurm-treibend, menstruationsfördernd.
Wirkungsspektrum seelisch-geistig: Reinigend, erfrischend, antidepressiv, ausgleichend.

Lemongrass
Wirkungsspektrum körperlich: Blutreinigend, nervenberuhigend, antiseptisch, verdau-ungs-fördernd, lymphabflussanregend, fiebersenkend, antirheumatisch, milchbildend.
Wirkungsspektrum seelisch-geistig: Erfrischend, klärend, stimmungsaufhellend.

Mandarine
Wirkungsspektrum körperlich: Blutreinigend, verdauungsanregend.
Wirkungsspektrum seelisch-geistig: Erfrischend, stimmungsaufhellend, antidepressiv, entspannend.

Majoran
Wirkungsspektrum körperlich: Durchwärmend, entspannend, krampflösend, schmerz-stillend, keimtötend, wundheilend, sexuell dämpfend, appetitanregend, antirheumatisch, schweißtreibend, galleflussanregend.
Wirkungsspektrum seelisch-geistig: Beruhigend, stabilisierend, problemlösend, ermutigend.
Beachte: Im 1. Schwangerschaftsdrittel meiden!

Melisse
Wirkungsspektrum körperlich: Krampflösend, schweißtreibend ,antibakteriell, herzwirk-sam, blähungswidrig, blutdrucksenkend, stärkend.
Wirkungsspektrum seelisch-geistig: Beruhigend, stärkend, stimmungsaufhellend, erfri-schend, erwärmend.

Muskatellersalbei
Wirkungsspektrum körperlich: Antiseptisch, antibakteriell, abwehrstärkend, krampflö-send, verdauungsfördernd, menstruationsfördernd, blutdrucksenkend, schweißhemmend, tonosierend.
Wirkungsspektrum seelisch-geistig: Ermutigend, leicht euphorisierend, stärkend.

Myrrhe
Wirkungsspektrum körperlich: Desinfizierend, entzündungshemmend, pilztötend.
Wirkungsspektrum seelisch-geistig: Vergeistigend, erhebend.

Myrte
Wirkungsspektrum körperlich: Antiseptisch, zusammenziehend, balsamisch, schmerzlindernd.
Wirkungsspektrum seelisch-geistig: Klärend, kräftigend.

Nelke
Wirkungsspektrum körperlich: Keimtötend, schmerzstillend, krampflösend, magenstärkend, verdauungsfördernd, auswurffördernd, tonisierend, blähungs-widrig, wundheilend, geburtsfördernd.
Wirkungsspektrum seelisch-geistig: Entlastend, öffnend, erleuchtend.

Neroli
Wirkungsspektrum körperlich: Zellwachstumsanregend, antiseptisch, verdauungsfördernd, krampflösend aphrodisisch, herzberuhigend.
Wirkungsspektrum seelisch-geistig: Antidepressiv, leicht euphorisierend, spannungslösend.

Pampelmuse
Wirkungsspektrum körperlich: Blutreinigend, erfrischend, Leber-Galle- anregend, durchblutungs-fördend.
Wirkungsspektrum seelisch-geistig: Tonisierend, erfrischend, leicht euphorisierend.

Pfefferminze
Wirkungsspektrum körperlich: Magenstärkend., krampflösend, schmerzstillend, gallefluss-anregend, entzündungshemmend, blähungswidrig, menstruationsfördernd, zusammenziehend, abstillend.
Wirkungsspektrum seelisch-geistig Erfrischend, erquickend.

Rose
Wirkungsspektrum körperlich: Antiseptisch, gallaflussfördernd, menstrauationsanregend, aphrodisisch, tonisierend, krampflösend, wundheilend.
Wirkungsspektrum seelisch-geistig: Antidepressiv, aphrodisisch.

Rosenholz
Wirkungsspektrum körperlich: Antiseptisch, wundheilend blutdrucksenkend, hautberuhigend, nerverstärkend, tonisierend, schmerzlindernd (verdauungsfördernd).

Wirkungsspektrum seelisch-geistig: Harmonisierend, ausgleichend.

Rosmarin
Wirkungsspektrum körperlich: Herz- und nebennierenanregend, gedächtnisfördernd, schweiß- und harntreibend, menstruationsfördernd, krampflösend, appetit-anregend, magenstärkend, verdauungsfördernd, durchblutungs-anregend, galleflussanregend.
Wirkungsspektrum seelisch-geistig: Anregend, stärkend.

Salbei
Wirkungsspektrum körperlich: Drüsenfunktionsanregend, antiseptisch, abwehrsteigernd, appetit-anregend, blutreinigend, entschlackend, harn- und schweiß-treibend magenstärkend, blutdrucksteigernd, menstruations-fördernd, wundheilend, milchbildungshemmend, zusammenziehend.
Wirkungsspektrum seelisch-geistig: Beruhigend, kräftigend.
Beachte: Nicht bei Bluthochdruck verwenden!

Schafgarbe
Wirkungsspektrum körperlich: Desinfizierend, krampflösend, magenstärkend, blähungswidrig, menstruationsfördernd, blutreinigend, blutstillend.
Wirkungsspektrum seelisch-geistig: Anregend, beschwichtigend.

Tea-Tree
Wirkungsspektrum körperlich: Keimtötend, infektionshemmend, wundheilend, erregungsdämpfend.
Wirkungsspektrum seelisch-geistig: Konzentrationssteigernd, erregungsdämpfend.

Tuberculinum
Wirkungsspektrum körperlich: Abwehrsteigernd, antiallergisch.
Wirkungsspektrum seelisch-geistig: Kräftigend.

Vanille
Wirkungsspektrum körperlich: Menstruationsfördernd, entspannend.
Wirkungsspektrum seelisch-geistig: Spannungslösend, aphrodisisch besänftigend.

Verbene
Wirkungsspektrum körperlich: Krampflösend, verdauungsfördernd, antiseptisch, magenstärkend.
Wirkungsspektrum seelisch-geistig: Schlaffördernd, entspannend, beruhigend, reinigend.

Ätherische Öle und ihre Hauptwirkungen

Wacholder
Wirkungsspektrum körperlich: Harnsäurelösend, antiseptisch, magenstärkend, blutreinigend, schlaffördernd, wassertreibend, menstruationsfördernd, durchblutungsfördernd, blutdrucksteigernd, appetitanregend, entgiftend.
Wirkungsspektrum seelisch-geistig: Anregend, belebend, stärkend, klärend.
Beachte: Bei Bluthochdruck meiden! Im 1. Schwangerschaftsdrittel meiden!

Ylang-Ylang
Wirkungsspektrum körperlich: Blutdrucksenkend, Atem-Herzfrequenz-senkend, krampflösend.
Wirkungsspektrum seelisch-geistig: Beruhigend, aphrodisisch, öffnend, stimmungsaufhellend.

Zeder
Wirkungsspektrum körperlich: Nervenberuhigend, kräftigend, entzündungshemmend, auswurffördernd.
Wirkungsspektrum seelisch-geistig: Beruhigend, besänftigend.

Zimt
Wirkungsspektrum körperlich: Magen-Herz-stärkend, durchwärmend, verdauungsfördernd, krampflösend, blutstillend, antiseptisch, durchblutungsfördernd, wurmtreibend, zusammenziehend, menstruationsfördernd.
Wirkungsspektrum seelisch-geistig: Anregend, entspannend, wärmend, phantasieanregend.

Zitrone
Wirkungsspektrum körperlich: Blutreinigend, blutstillend, blutdrucksenkend, antibakteriell, abwehrsteigernd, fiebersenkend, herzstärkend, gefäßstärkend.
Wirkungsspektrum seelisch-geistig: Reinigend, klärend.

Zypresse
Wirkungsspektrum körperlich: Zusammenziehend, krampflösend, schweißhemmend. nerven-stärkend, venenstärkend, harntreibend, antiseptisch, antirheumatisch.
Wirkungsspektrum seelisch-geistig: Konzentrationssteigernd, tröstend.

Grundlagen der Homöopathie

Samuel Hahnemann (1755-1845), anerkannter Wissenschaftler seiner Zeit, begründete 1796 die Homöopathie, die 1978 als besondere Therapieform vom Gesetzgeber in die allgemeine Gesundheitsfürsorge aufgenommen wurde.

Als Behandlungsform stellt die Homöopathie eine aktive Hilfe zur Selbsthilfe dar, indem sie die körpereigenen Abwehrmechanismen anregt und stärkt. Sie hilft dadurch dem Kranken, seine Krankheit zu überwinden.

Auch im geistigen Bereich verhilft sie dem Behandelten zu eigenen Lösungen. Die Grenzen der Homöopathie sind die Grenzen der Selbstheilung.

Hahnemann stellte fest, dass Arzneien aus den verschiedensten Ausgangsmaterialien wie Pflanzen, Früchten, Mineralien Metallen, Krankheitserregern, bei Kranken die Symptome heilen können, die sie bei Gesunden hervorrufen.

Er prägte den Leitsatz der Homöopathie:

Similia similibus curentur

=

Ähnliches wird durch Ähnliches geheilt.

Da die Urtinkturen seiner Heilmittel häufig starke Nebenwirkungen zeigten, fing er an, mit Verdünnungen zu arbeiten und seine Therapie bei Kranken unter verschiedenen Lebens- und Befindlichkeits- wie auch unterschiedlichen äußeren Umständen (Kälte, Wärme, Tageszeit, Jahreszeit) zu untersuchen.

Er stellte fest, dass seine Arzneien auch noch in sehr starken Verdünnungen ihre Wirkung entfalten. Die Verdünnung der verwendeten Mittel erfolgt nach einem von Hahnemann festgelegten Verfahren, der so genannten Potenzierung.

Hierzu werden die Grundsubstanzen zerkleinert und anschließend im Verhältnis 1:10 (D-Potenzen) bzw. 1:100 (C-Potenzen) nach genauen Vorschriften mit einem Verdünnungsstoff (Milchzucker, Alkohol) vermischt. (rhytmische Verreibung, Verschüttelung).

Auf diese Weise werden die D1 bzw. C1 Potenzen und alle weiteren Potenzen bis >100 hergestellt, indem jeweils einem Teil der Ausgangssubstanz 9 Teile (D-Potenzen), bzw. 99 Teile (C-Potenzen) Verdünnungsmittel zugeführt werden.

Ab der D30 bzw. C12-Potenz ist die Ausgangssubstanz in der Trägerlösung nicht mehr nachweisbar. Dennoch werden heilende Wirkungen erreicht. Der Mechanismus dabei ist ungeklärt.

Homöopathen erklären den Effekt durch eine Information, die die Ursubstanz in der Verdünnung hinterlässt. Man glaubt, dass weitere Fortschritte in der Physik eine Klärung des Phänomens bringen werden.

Grundlagen der Homöopathie

Die Anwendung homöopathischer Mittel verlangt vom Patienten eine sorgfältige Selbstbeobachtung, die dem Arzt sowohl die Bestimmung des Konstitutionstyps des Kranken wie auch die Erkennung des Wesens der Erkrankung erlaubt.

Die Heilsubstanz wird dadurch individuell ermittelt. Sie soll zum Kranken passen wie der Schlüssel zum Schloss. Um den Selbsthilfevorgang zu starten und Heilerfolge zu erzielen, ist häufig zusätzlich eine Veränderung der Lebensgewohnheiten nötig.

Homöopathische Mittel existieren in unterschiedliche Zubereitungsformen:

Dilution (dil)   flüssig in Wasser/Alkohol
Trituation (trit)   in pulveriger Verabreichung auf Milchzuckerbasis.
Tabletten (tab)   in gepresster Form
Globuli (glob)   Rohrzuckerkügelchen, die mit der flüssigen Arzneiform
                 kontaktiert wurden.
                 (gut für Kinder und schwangere Frauen geeignet)
Ampullen (amp)   zur Injektion

Homöopathische Substanzen werden häufig als Komplexmittel aus verschiedenen, sich ergänzenden Grundsubstanzen angeboten.

In der Homöopathie werden für körperliche Beschwerden niedrige Potenzen, für psychische Leiden Hochpotenzen angewendet.

- Je ausgeprägter die Beschwerden, umso niedriger die Potenz.
- Je akuter die Störung, umso häufiger die Arzneigabe.
- Je größer die seelisch-geistige Problematik, umso höher die Arzneipotenz.

Die Homöopathie ist in ihrer Anwendung nach anderen Verfahren wie Phyto- und Aromatherapie und vor der Allopathie (Schulmedizin) angesiedelt.

Beachte: - Bei gleichzeitiger Anwendung von Kräuterheilkunde/Aromatherapie und
                Homöopathie sind Wechselwirkunge zu bedenken!
             - Während einer Schwangerschaft wird durch die Anwendung
                homöopathischer Mittel auch das Kind behandelt.

Deshalb sollen Indikation, Therapie und Behandlungsüberwachung einer in Homöopathie ausgebildeten Fachkraft vorbehalten sein.

Homöopathische Mittel und ihre Hauptanwendungsgebiete

Auflistung der, in den Hebammenratschlägen vorkommenden, homöopathischen Mittel und ihren Hauptanwendungsgebieten.

Azidum hydrofluoricum = wässrige Flusssäure
Verschreibungspflichtig bis D3

Indikation:
- Erkrankungen des Stütz- und Bindegewebes

Konstitutionstyp:
- energische, materialistisch orientierte Egoisten

Aconitum = blauer Eisenhut

Indikation:
- akute, stürmisch einsetzende Infektionen nach Klimawechsel
- Angst, Schreck, Todesangst
- brennende Schmerzen
- Taubheits-Kribbelgefühl

Konstitutionstyp:
- gesellige, vollblütige, gesunde Menschen mit schwachem Selbstwertgefühl und Todesahnungen

Agnus castus = Mönchspfeffer

Indikation:
- Stabilisierung des Hormonhaushaltes bei Prämenstruellem Syndrom (PMS), Wochenbett, Wechseljahresbeschwerden
- körperlicher Zusammenbruch
- Niedergeschlagenheit, Angst, Müdigkeit, Verzweiflung, Libidoverlust

Konstitutionstyp:
- Morgenmuffel

Homöopathische Mittel und ihre Hauptanwendungsgebiete

Apis = Honigbiene

Indikation:
- brennende, stechende Schmerzen, die sich durch Hitze verschlechtern und
durch Kälte bessern.
- bläschenartige Schwellungen mit hochgradiger Empfindlichkeit gegen Berührung
oder Druck
- Fieber ohne Durst mit trockener Haut, Nesselausschlag oder Insektenstich
- Harnwegsinfektionen
- Blasenentzündungen
- Ödeme
- allergische Augen- Mund- und Halsentzündungen
- Kopfschmerzen mit Hitzegefühl
- Entzündungen von Gelenk- und Knochenhäuten, von Rippen- und Bauchfell

Konstitutionstyp:
- leidenschaftlich fürsorgliche Menschen, die eifersüchtig ihr Revier bewachen und
ihr Leben planen wollen. Sie sind reizbar, nervös und schwer zufrieden zu stellen.
Königinnen, die alles stechen, was im Weg ist.

Argentum nitricum = Höllenstein
Verschreibungspflichtig bis D3

Indikation:
- Furcht, Angst, Phobien
- Verdauungsbeschwerden bei nervöser Überreizung
- Augeninfektionen des Neugeborenen (antibakterielle Wirkung)
- zum Ätzen von Wunden oder Warzen

Konstitutionstyp:
- nervöse, begeisterungsfähige Menschen, mit rascher Auffassungsgabe, häufiger
Schlaflosigkeit, Heißhunger auf salzige und süße Speisen sowie vorzeitig
gealtertem Aussehen.

Arnica = Johannisblume

Indikation:
- Schock, Schmerzen, Blutungen, Verletzungen, Quetschungen, Operationen,

Muskelbeschwerden, Krämpfe
- seelischer Schock

Konstitutionstyp:
- scheue, zurückgezogene, schmerzempfindliche Menschen mit nervöser Unruhe,
  Apathie, Verdrießlichkeit, Hoffnungslosigkeit, Agoraphobie.

Arsenicum alba = Weißarsenik

Indikation:
- Entzündungen der Schleimhäute bes. des Verdauungstraktes mit Verdauungs-
      störungen
- Angst, geistige Erschöpfung, tief sitzende Unsicherheit

Konstitutionstyp:
- geistig und körperlich lebhafte, feingliedrige, zarte, saubere und ordentliche
  Menschen mit sporadischem, leicht ermüdbarem Aktivitätsdrang und ängstlicher
  Sorge um nahe stehende Menschen.

Belladonna = Tollkirsche

Indikation:
- akute, stürmisch einsetzende Beschwerden mit Erröten,
   auch pulsierenden Schmerzen durch erhöhte Durchblutung
- hohes Fieber mit Pupillenerweiterung, starrem Blick

Konstitutionstyp:
- extrem empfindliche, leicht erregbare Menschen, die körperlich und geistig
  energiegeladen sind.

Bellis = gemeine Gänseblume

Indikation:
- schmerzhafte Quetschungen, Wunden

Konstitutionstyp:
- geistig und körperlich energiegeladene, gesunde und unterhaltsame Menschen.

Berberis = Sauerdorn, gemeine Berberitze

Indikation:
- Druckempfindlichkeit im Nierenbecken, Niereninfektionen
- Schmerzen im unteren Rückenbereich
- Gallensteine mit Koliken, Gelbsucht mit hellem Stuhl

Konstitutionstyp:
- blasse Menschen mit eingefallenen Wangen, tiefliegenden Augen und
  wechselnden Beschwerden.

Bryonica = weiße Zaunrübe, Gichtrübe

Indikation:
- langsam sich entwickelnde, akute Beschwerden mit
  Schmerzen bei geringer Bewegung mit großem Durst.
  Leitsymptom: Brustschmerz, Austrocknung

Konstitutionstyp:
- übergenaue, kritische und verlässliche, materiell
  eingestellte Menschen, die einen soliden Lebenswandel
  führen und das Leben als Kampf um materielle Sicherheit
  ansehen.

Calendula = Ringelblume

Indikation:
- offene Wunden, z.B. Dammrisse, Dammschnitte. Die desinfizierenden, entzün
  dungshemmenden Eigenschaften beschleunigen den Heilungsprozess.

Chamomilla = echte Kamille

Indikation:
- Stärkung der Gebärmutter
- Ekzem, Hautbeschwerden
- Asthma
- Schlaflosigkeit

Konstitutionstyp:
- ungeduldige Menschen mit geringer Schmerztoleranz und ängstlichen Träumen.

Canlophyllum = Frauenwurzel

Indikation:
- Anregung der Wehentätigkeit bei langsamen Geburtsverlauf und wirkungslosen Wehen.
- schmerzhafte Nachwehen

Cansticum = Hahnemannsätzstoff ohne Kalium

Indikation:
- Muskelschwäche
- Lähmung von Blase, Kehlkopf, Stimmbändern oder rechter Gesichtshälfte
- Inkontinenz
- Sodbrennen
- tiefsitzender Husten

Konstitutionstyp:
- dunkelhaarige, dunkelhäutige, schwache, starr denkende aber mitfühlende Men schen mit fahler Gesichtsfarbe und starkem Leidensdruck durch Kummer.

Cheledonicum = Schöllkraut, Warzenktaut

Indikation:
- Leber-Galle-Leiden
- Ätzen von Warzen

Konstitutlonstyp:
- schlanke Menschen mit gelblichem Teint, die zu körperlicher und seelischer Trägheit, zu Ängstlichkeit und Pessimismus neigen.

China = Chinarinde

Indikation:
- nervöse Erschöpfung nach schweren Belastungen/Erkrankungen
- Schwächezustände nach hohem Verlust von Körperflüssigkeiten

Konstitutionstyp:
- naturverbundene, überempfindliche, idealistisch gesinnte Menschen mit komplexer künstlerischer Persönlichkeit.

Chinesischer Engelwurz = Frauenginseng

Indikation:
- Unruhe, Muskelkrämpfe mit Schmerzen
- Hormonstörungen.

Calcium carbonicum = Kohlensaurer Kalk

Indikation:
- verlangsamte Knochen- und Zahnentwicklung
- Gelenk- und Knochenschmerzen
- Rückenschmerzen
- Wechseljahrbeschwerden
- Furcht und Ängstlichkeit

Konstitutionstyp:
- kräftige, zu Fülle neigende Menschen mit blassem Teint; bequem, sanft, empfindsam; geraten häufig ins Hintertreffen.

Calcium phosphoricum = Kalziumhydrogenphosphat

Indikation:
- Knochen- und Zahnschmerzen
- Wachstumsbeschwerden
- geistige und körperliche Erschöpfung
- Verdauungsbeschwerden
- Unzufriedenheit

Konstitutionstyp:
- gelangweilte, genervte aber freundliche Menschen mit phobischen Ängsten; Morgenmuffel.

Cimifuga = Warzenkraut

Indikation:
- Klapperschlangenbisse
- Menstruations- und Wehenschmerzen
- Depressionen
- rheumatisch-entzündliche Schmerzen
- Ödeme

Konstitutionstyp:
- 1.) begeisterungsfähige, extrovertierte, redselige, sprunghafte Menschen mit
    intensivem Gefühlsleben.
- 2.) niedergeschlagene, gefühlsbetonte Menschen.

Colocynthis = Koloquinte

Indikation:
- kolikartige Schmerzen
- neuralgische Schmerzen
- Magenschmerzen mit Übelkeit, Erbrechen, Durchfall, Nervenschmerzen
- Entzündungen von Nieren, Eierstöcken
- Gicht
- rheumatische Schmerzen

Konstitutionstyp:
- reservierte Menschen mit ausgeprägtem Rechts- und Gerechtigkeitsempfinden,
    die auf Kränkungen oder Verärgerungen mit körperlichen Symptomen reagieren.

Cuprum metallicum = Kupfer
Indikation:
- nervöse Beschwerden
- Atemwegserkrankungen/Atemnot
- Muskelkrämpfe
- Müdigkeit und Erschöpfung nach geistiger Anstrengung

Konstitutionstyp:
- wechselhafte Menschen, die zwischen Nachgiebigkeit und Unnachsichtigkeit
    schwanken und leicht in Gram und dumpfes Brüten verfallen.

Equisitum = Ackerschachtelhalm
Indikation:
- Blasenbeschwerden mit Schmerzen beim Wasserlassen, Blasendruck
        und ständigem Harndrang
- Nierensteine
- nächtliches Bettnässen

Ferrum metallicum = Eisen
Indikation:
- Schwächezustände
- Kreislaufbeschwerden
- seelisch-geistige Schwäche

Ferrum phosphoricum = Eisen III-Phosphat
Indikation:
- Frühstadien von Entzündungen, Fieber, Infektionen
- langsam beginnende Erkältung, grippale Infekte, Husten
- Trockenheit der Vagina
- zunehmende Gebärmutterschmerzen

Konstitutionstyp:
- schlanke Menschen mit zartem Teint, die vor Ideen sprühen
und häufig Verdauungs- und Atembeschwerden haben.

Graphites = Reißblei
Indikation:
- Hautbeschwerden, Ekzeme
- Stoffwechselbeschwerden mit Hauterkrankungen
- Übergewicht, Nageldeformationen
- Magengeschwüre aufgrund einer Magenschwäche

Konstitutionstyp:
- blasse, grobschlächtige Menschen mit trockener Haut, die leicht schwitzen und
wenig Ausdauer haben sowie durch großen Appetit zur Fettleibigkeit neigen.

Gelsium = gelber Jasmin
Indikation:
- schmerzhafte Haarwurzeln
- Kopfschmerzen
- Nervenkrankheiten
- Ängste, Phobien, Lampenfieber
- seelische Schockzustände

Konstitutionstyp:
- schwerfällige, begriffsstutzige Menschen mit bläulicher Haut, die zu Verzagtheit
und Lampenfieber neigen und häufig stark rauchen.

Hamamelis = Zaubernuss, Hexenhasel
Indikation:
- Venenschwäche mit Entzündungen
- Quetschungen und Wunden
- Schwäche nach Blutverlusten durch Platzen von Venen nach Entzündungen
- Depressionen

Helonias = falsches Einhorn
Indikation:
- Uterusschwäche mit Druck und Ziehen im Unterleib
- Unfruchtbarkeit bei Frauen
- Impotenz bei Männern
- bei drohenden Fehlgeburten

Hypericum = Johanniskraut
Indikation:
- schmerzhafte Nervenverletzungen
- stechende Schmerzen entlang der Nervenbahnen
- Folgen von Kopfverletzungen
- Asthma, das sich bei nebeligem Wetter verschlechtert

Ipecacuanha = Brechwurzel
Indikation
- Übelkeit mit und ohne Erbrechen
- Atemnot mit Erstickungsgefahr
- Asthma
- Krampfhusten
- Migräne
- Nasenbluten
. gussartige Menstruationsblutungen

Kalium carbonicum = Pottasche
Indikation:
- Beschwerden der Muskeln und der Wirbelsäule
  speziell im Lendenbereich
- Menstruations/Wechseljahresbeschwerden
- Beschwerden der Schleimhäute
- Husten, Bronchitis mit stechenden Schmerzen

Konstitutionstyp:
- Menschen mit großem Pflichtbewusstsein und hohen moralischen Grundsätzen. Angst vor Verlust der Selbstkontrolle. In moralischer wie in materieller Hinsicht besitzergreifend, was das Leben mit ihnen erschwert. Emotionelle Aufregungen gehen ihnen auf den Magen.

Klematis = Klematis

Indikation:
- Konzentrationsmangel
- mangelndes Interesse an der Gegenwart.
- Antriebsschwäche

Konstitutionstyp:
- Menschen, die zu Tagträumen neigen und ihr Glück nicht in der Gegenwart sondern in der Zukunft sehen.

Lac caninum = Hundemilch

Indikation:
- Beschwerden und Erkrankungen an der Gebärmutter
- empfindliche Brüste vor der Menstruation
- Stillbeschwerden
- Hals- Mandelentzündungen
- rheumatische Beschwerden
- Migräne

Konstitutionstyp:
- Menschen, die häufig das Gefühl haben, in der Luft zu schweben.

Lachesis = Buschmeisterschlange

Indikation:
- Kreislauf-Gefäßbeschwerden
- prämentruelle Beschwerden
- Wechseljahresbeschwerden

Lycopodium = Bärlapp

Indikation:
- Verdauungsstörungen
- Prostatavergrößerung
- Nieren- Blasenbeschwerden
. emotionale Unsicherheit

Konstitutionstyp:
- schüchterne, unsichere Menschen mit fahler Haut, die bevorzugt stillen
  Beschäftigungen nachgehen, für die Außenwelt wohlerzogen scheinen, in der
  Familie aber reizbar und herrschsüchtig sind.

Magnesium carbonicum = Magnesiumkarbonat
Indikation:
- Verdauungsschwäche
- als Antazidum zur Pufferung der Magensäure
- bei Nichtgedeihen von Kindern

Konstitutionstyp:
- blasse, empfindsame Menschen mit schmerzenden Extremitäten und saurem
  Schweiß, die sich leicht ausgeschlossen fühlen und eine harmonische
  Umgebung brauchen.

Magnesium phosphoricum = phosphorsaures Magnesium
Indikation:
- Nerven- Muskelbeschwerden
- Muskelkrämpfe/Wadenkrämpfe
- Neuralgische Schmerzen, Muskelkater

Konstitutionstyp:
- empfindsame, intellektuell orientierte Menschen.

Medorrhinum = Genokokkeneiter
Indikation:
- chronische, wiederkehrende Erkrankungen
  Unterleibsinfekte
- Eierstockschmerzen
- Wechsreljahresbeschwerden

Mercurium solubilis = Quecksilber
Indikation
- Syphilis
- Erkrankungen mit übelriechenden Absonderungen
- Hals-Mund-Beschwerden

Konstitutionstyp:
- frühreife, empfindsame, schüchterne Menschen, die zu wiederkehrenden
  Infekten neigen.

Mistelkraut = Mistel
Indikation:
- Stärkung der körpereigenen Immunabwehr
- Abwehranregung des Immunsystems mit Steigerung der T-Lymphozyten

Natrium carbonicum = Soda
Indikation:
- Verdauungsschwäche
- Schnupfen
- Vaginalausfluss
- Verbrennungen, Ekzem, Herpes
- Kopfschmerzen

Konstitutionstyp:
- zarte, würdevolle und unselbständige Menschen, mit schwachen Gelenken, die geräuschempfindlich sind und selbst bei eigenem Unwohlsein stets versuchen, liebenswert zu erscheinen.

Natrium cloratum = Kochsalz
Indikation:
- Erkrankungen mit wässrigen Absonderungen
- Kopfschmerzen, Migräne
- Zahnfleisch- Gaumenentzündungen
- trockenen Ausschläge
- Analfissuren
- trockene Vagina, Vaginismus
- Angst, Niedergeschlagenheit, Kummer

Konstitutionstyp:
- untergewichtige, ordentliche, verantwortungsbewusste Menschen, die leicht verletzbar sind und zu Schuldkomplexen neigen.

Natrium phosphoricum = phosphorsaures Natrium
Indikation:
- Regulierung des köpereigenen Aktivitätsgrades (Abbau von Fetten)
- Verdauungsschwäche aufgrund zu hoher Magensäure (fette und saure Speisen)
- Gicht

Konstitutionstyp:
- vornehme, ängstliche Menschen, die zu Unruhe neigen und keine wohlmeinenden Ratschläge annehmen wollen.

Natrium sulfuricum = Glaubersalz

Indikation:
- Leberbeschwerden, Gelbsucht
- Brustbeschwerden, Asthma
- Depressionen, Suizidgedanken

Konstitutionstyp:
- verschlossene, empfindsame Menschen, die Aufregungen brauchen und
  zu übersteigertem Pflichtbewusstsein neigen.

Nux Vomica = Brechnuss

Indikation:
- Magen-Darmschwäche
- Erbrechen, Durchfall, Verstopfung
- Erkältung mit laufender oder verstopfter Nase
- zur Anregung von Appetit und Verdauung
- Schlaflosigkeit

Konstitutionstyp:
- nervöse, reizbare, hyperaktive Menschen, die zu Wutanfällen neigen, schlechte
  Verlierer sind jedoch Idealismus und Gerechtigkeitssinn zeigen.

Phosphor = gelber Phosphor
Verschreibungspflichtig bis D3

Indikation:
- Blutungen aus Nase, Zahnfleisch, Menstruation
- Übelkeit, Erbrechen, Verdauungsstörungen
- Atembeschwerden, Asthma, Bronchitis, Lungenentzündung, trockener Husten
- Wetterfühlligkeit, nervöse Anspannung mit Unruhe, Angst
- Schlaflosigkeit, Erschöpfung

Konstitutionstyp:
- Phantasiebegabte Persönlichkeiten, die aber Anregungen
  brauchen. Sie stehen gern im Mittelpunkt und sehen das
  Leben optimistisch.

Phytolacca = Kermesbeere

Indikation:
- Drüsenbeschwerden
- Mastitis bei stillenden Müttern
- kleine, harte Brusttumore
- Kehlkopf-, Mandelentzündungen

Homöopathische Mittel und ihre Hauptanwendungsgebiete

Pulsatilla = Kuhschelle, Küchenschelle
Indikation:
- katarrhalische Beschwerden
- Bindehautentzündung, Gerstenkorn
- Verdauungsbeschwerden bei fetter Nahrung
- Menstruations-, Wechseljahresbeschwerden
- Zahn-, Kopf-, Kreuzschmerzen
- Depressionen
Konstitutionstyp:
- anpassungsfähige, zärtliche, jedoch widersprüchliche und wechselhafte Menschen, die gerne Rat und Führung annehmen.

Pyrogenium = Rindfleischextrakt
Indikation:
- septische Zustände
- Blutvergiftung mit Fieber und Schmerzen
- Erkrankungen mit übelriechenden Absonderungen

Secale = Mutterkorn
Indikation:
- Wadenkrämpfe
- Menstruationsbeschwerden
- Gebärmutterkrämpfe bei Wehenschwäche

Sepia = Tinte des Tintenfisches
Indikation:
- Überlastung in Beziehung zu den Geschlechtsorganen
- schmerzhafte Menstruation
- Wechseljahresbeschwerden
- Vaginalausfluss
- Schwäche der Bandapparate der Gebärmutter
- Abneigung gegen Sex mit Erschöpfung
- seelisch-körperliche Erschöpfung nach jahrelanger Überlastung
- seelisch-geistig- körperliche Beschwerden in der Schwangerschaft
- Blähungen, Verdauungsbeschwerden nach fetten Speisen
- Haarausfall, Schuppen
- starke Schweißbildung bei gelber, fettiger Haut
- Kopfschmerzen mit Übelkeit

Konstitutionstyp:
- große, schlanke, attraktive, elegante Menschen mit schmalen Hüften, dunklem Haar, braunen Augen und einem Pigmentsattel über der Nase sowie leicht männlicher Ausstrahlung.

Silicea = Kieselerde

Indikation:
- zur Stabilisierung und Stärkung von Fingernägeln, Zähnen, Haaren
- allgemein schlechter Ernährungszustand mit wiederkehrenden Infektionen
- Haut- und Knochenbeschwerden
- Austreibung von Splittern und anderen Fremdkörpern
- Abwehrschwäche

Konstitutionstyp:
- dünne, feingliedrige Menschen mit brüchigen Nägeln, feinem Haar und schlecht heilender Haut.

Sulfur = Schwefel

Indikation:
- Hautbeschwerden, Ekzeme
- Verdauungsstörungen
  gynäkologische Beschwerden
- geistige Überlastung

Tabacum = Tabak

Indikation:
- akute Übelkeit, Erbrechen
  Reisekrankheit
- Schwindel, Herzklopfen

Viburnum opulus = Krampfrinde

Indikation:
- Geburtsvorbereitung
- Gefahr einer Fehlgeburt
- krampfartige Schmerzen in Schenkeln und Kreuz

Weißdorn = Hagedorn

Indikation:
- Herz-Kreislauf-Beschwerden:Verbesserung durch Tonisierung, Vaguswirkung mit Herzfrequenzsenkung, Gefäßerweiterung mit Blutdrucksenkung.
- Darmerkrankungen: adstringierende Wirkung

- Vaginalfluss, Halsweh
- Unruhe, Spannungen (relaxierende Wirkung auf den Nervenplexus
        des Splanchnikusgebietes)
- Schlafstörungen
- Ödeme (harntreibende Wirkung)

Zincum = Zink
Indikation:
- schlecht heilende Wunden (in Zinksalbe enthalten)
- fiebrige Erkrankungen
- seelisch-geistige Schwäche und Müdigkeit
- zuckende Beine
- Neuralgien, hysterische Zustände
- Stress

Grundlagen zu Theorie und Praxis der Akupunktur

Vorbemerkungen

Die Akupunkturbehandlung setzt gründliche Kenntnisse ihrer Grundlagen und Anwendungsprinzipien voraus; sie soll von geschultem Fachpersonal durchgeführt werden.

Eine entsprechende Ausbildung umfasst für Hebammen nach den Hebammen-Akupunktur-Ausbildungsrichtlinien (HAA) 40 Ausbildungsstunden mit Abschlussprüfung; für Ärzte 150 Stunden mit Abschlussprüfung. Für den Erwerb der ärztlichen Bereichsbezeichnung Akupunktur sind 360 Ausbildungsstunden mit Abschlussprüfung erforderlich.

Die Akupunktur ist als Behandlungsmethode von der Bundes-Ärztekammer nicht legalisiert und kann deshalb nicht als Kassenleistung abgerechnet werden. Die Anwendung der Akupunktur in der Klinik setzt eine Delegationsvereinbarung mit dem Klinikträger voraus.

Die **Akupunktur** ist als Kombinations- oder Ergänzungstherapie im Rahmen eines Gesamtbehandlungskonzepts zur Regulation gestörter Körperfunktionen einsetzbar. Dabei werden nach gründlicher Diagnosestellung bei entsprechender Indikation definierte Punkte an der Körperoberfläche, die mit den zugehörigen Organsystemen in Verbindung stehen und als Fenster zum Körperinneren verstanden werden, durch Erwärmung gereizt. Zur Reizung können biegbare Einmal-Stahlnadeln, die Moxibustion (Erwärmen des Punktes durch eine brennende Moxazigarre, Moxa=Beifuß), die punktförmige Elektrostimulation oder die Softlasertechnik verwendet werden.

Die **Akupressur** ist die gezielte Massage von Akupunkturpunkten mit dem Zeigefinger oder Daumen in Längsrichtung zum Meridian ausgerichtet.

Akupunkturpunkte sind Stellen, an denen Gefäßnervenbündel die Faszien durchbrechen und unter der Haut liegen. Sie sind durch erhöhte Empfindlichkeit und verminderten Hautwiderstand von ihrer Umgebung abgrenzbar. Ihre Reizung löst lokale Sensationen aus, die als De Qi-Gefühl benannt werden und in die zugehörigen Meridiane ausstrahlen können. Die Lage der Akupunkturpunkte und günstige Punkte-Kombinationen für definierte Indikationen können entsprechenden Schemata und Tabellen entnommen werden.

Theorie der Akupunktur

Die Akupunktur ist ein Teilbereich der traditionellen chinesischen Medizin (TCM). Sie wird seit Mitte des 20. Jahrhunderts auch bei uns zunehmend angewandt.

Akupunktur als Vorbeugungs- und Heilverfahren für funktionelle Störungen der Organsysteme des Körpers wird aus der chinesischen Philosophie und Weltsicht abgeleitet, die den Menschen als Bestandteil der Natur, eingebunden in deren dynamische Abläufe (Biorhytmen) betrachtet. Die Akupunktur ist eine Erfahrungs- und Beobachtungsheilkunde, die strengen, erlernbaren Regeln folgt.

Als therapeutisches Verfahren wird sie zur Gesunderhaltung von Körper, Geist und Seele sowie bei funktionellen Störungen dieser Bereiche eingesetzt. Sie ist als Ergänzungsverfahren im Rahmen allgemeiner Therapieregime gedacht. Bei Vorliegen organischer Schäden ist die Akupunktur nicht wirksam; sie kann Gestörtes regulieren, Zerstörtes aber nicht heilen.

Das für die Akupunktur richtungweisende philosophische Weltbild beruht auf Gleichgewichtsverhältnissen zwischen 5 Hauptelementen (Holz, Feuer, Erde, Metall, Wasser) und den einander ergänzenden Gegensätzen Yin und Yang, die für das weibliche und das männliche Prinzip in der Schöpfung stehen. Die chinesische Medizin sieht im Menschen das Universum im Kleinen – den Mikrokosmos im Makrokosmos – und überträgt ihre philosophische Weltsicht auf die rhythmisch ablaufenden körperlichen Vorgänge.

Alle Gegebenheiten der Welt stehen untereinander in einem geordneten Zusammenhang, in den sich der Mensch durch richtige Lebensführung und vorbeugende Maßnahmen einordnen muss, um vor Schaden bewahrt zu bleiben.

Der Mensch besteht aus einem System von Funktionskreisen, in denen sich die Lebensenergie Qi in 6 festgelegten Bahnen, den Meridianumläufen, in einem 24-Stunden-Rhythmus durch den Körper bewegt.

Die Lebenskraft Qi, die für Energie, Funktion, Information und Substrat steht, setzt sich aus 3 Komponenten zusammen:

- dem Erb-Qi
- dem Nahrungs-Qi
- dem Atmungs-Qi.

Qi trägt auch die Gegensätze Yin und Yang in sich und wird dadurch zum Sinnbild allumfassender Harmonie. Bei Disharmonien im System bildet sich ein Krankheits-Qi, dem das Abwehr-Qi des Körpers entgegenwirkt.

Meridiane sind Leitbahnen des Körpers in denen die Lebensenergie Qi in 3 Umläufen im 24-Stunden-Takt kreist und somit als Organuhr begriffen werden kann. Die chinesische Medizin beschreibt 6 Meridiankreise, die mit ihren Bahnen symmetrisch beide Körperhälften durchziehen (jeweils 3 auf jeder Körperhälfte). Zu jeder Umlaufbahn gehören 4 Meridiane mit den zugehörigen Organsystemen, die jeweils zur Hälfte dem weiblichen (Yin), zur anderen Hälfte dem männlichen (Yang) Prinzip angehören.

Jedem Yin-Meridian ist ein parenchymatöses Speicherorgan zugeordnet:

- Herz   (He)
- Niere (Ni)
- Leber (Le)
- Lunge (Lu)
- Milz/Pankreas (MP)

Zu jedem Yang-Meridian gehört ein Funktions- oder Hohlorgan:

- Dünndarm   (Dü)
- Blase   (Bl)
- Gallenblase   (Gb)
- Dickdarm   (Di)
- Magen   (Ma)

Als außerordentliche Organe kommen hinzu:

- Perikard   (Pe)
- 3 Körperhöhlenerwärmer (3E)

Yin- und Yangmeridiane wechseln sich in den Meridianbahnen ab.

Jeder Meridian wirkt in 2 Ebenen:

parallel zur Körperoberfläche als äußerer Meridian,

auf die inneren Organe gerichtet und mit ihnen verbunden als innerer Meridian.

Die hintereinander liegenden Yin- und Yang-Meridiane bilden jeweils eine Meridianachse. Dabei verlaufen Yin-Meridiane von unten nach oben sowie auf den Innenseiten der Extremitäten, Yang-Meridiane verlaufen auf dem Rumpf von oben nach unten, auf den Außenseiten der Extremitäten sowie am Kopf.

Die 3 Meridianumläufe, spiegelbildlich an jeder der beiden Körperhälften sind:

1. Umlauf: Lu – Di – Ma – MP – Meridianverlauf
2. Umlauf: He – Dü – Bl – Ni – Meridianverlauf
3. Umlauf: Pe – 3E – Gb – Le – Meridianverlauf.

Dazu kommt ein weiterer solitärer Meridianumlauf als in sich geschlossener Kreis mit dem Yin-Anteil Ren-Mei und dem Yang-Anteil Du-Mei. Der Sonderumlauf hat keinen Organbezug.

Meridiane verbinden somit die Körperoberfläche (Yang) mit dem Körperinneren (Yin); den Körper mit der Umwelt. Sie transportieren Energie (Qi) und Blut (Xue), geben Informationen weiter, dienen Abwehr und Homöostase des Körpers und stellen, als vegetetive Reaktionsschienen, Reflexbeziehungen her.

Die Meridiane als energetische Leitbahnen und Kommunikationswege der Lebenskraft Qi können auf vielfache Weise gestört sein. Die Akupunktur, für deren Lokalisationspunkte sie Leitlinien darstellen, versucht durch sedierende oder tonisierende Stimulation das fehlende Gleichgewicht wieder herzustellen und die Körperfunktionen zu harmonisieren.

Da die Körperproportionen in einem festen Verhältnis zueinander stehen, orientieren sich Akupunkturpunkte entlang der Meridiane an markanten Körperstellen und geben den

Abstand zu diesen in Daumenbreiten (Cun) der Behandelten an.

Durch Akupunktur werden folgende Mechanismen ausgelöst:

- analgetische Effekte
  Schmerzmodulation an den Synapsen der Hinterhörner des Rückenmarks durch Ausschüttung von Neurotransmittern (Enkephaline, Dysmorphine).

- humoral-endokrine Wirkungen
  durch Ausschüttung von Endorphin und Serotonin.

- Wirkung auf die Blutzirkulation
  durch Aktivierung vasoaktiver Stoffe mit jeweils
  - lokaler Reaktion durch Freisetzung von Gewebshormonen
  - segmentaler Reaktion über Synapsen des Rückenmarks
  - zentraler Reaktion über Reizleitungen im Rückenmark zum Hirnstamm, Mittel- und Großhirn.

Die Akupunktur erreicht über die Freisetzung körpereigener Neuropeptide schmerzlindernde, sedierende, euphorisierende und immunspezifische Wirkungen. Sie führt über die Aktivierung körpereigener Regulationsmechanismen zum Ausgleich und zur Harmonisierung bei Funktionsstörungen der Organsysteme.

Allgemeines zur Akupunktur während Schwangerschaft, Geburt und Wochenbett

Hebammen dürfen, nach entsprechender Ausbildung, die Akupunktur im Rahmen von Schwangerschaft, Geburt und Wochenbett durchführen. Eine intakte Schwangerschaft kann durch eine professionell durchgeführte Akupunktur nicht gestört werden. Die Akupunktur kann in den verschiedensten Phasen werdender Mütter als Ergänzungs- oder Kombinationstherapie angewandt werden.

Dabei ist nach Diagnosestellung Folgendes zu berücksichtigen:
- die exakte Festlegung der Akupunkturpunkte mit Auslösen des De-Qi-Gefühls.
- die kunstgerechte Handhabung des Instrumentariums (Akupunkturnadeln, Elektrostimulator, Softlaser).
- die geeignete Manipulationstechnik (sedierend, tonisierend, Moxibustion).

Die Behandlungsdauer beträgt jeweils 20 Minuten.
Akute Störungen werden akut behandelt (1-2x/Tag)
Chronische Störungen werden chronisch behandelt (1-2x/Woche).

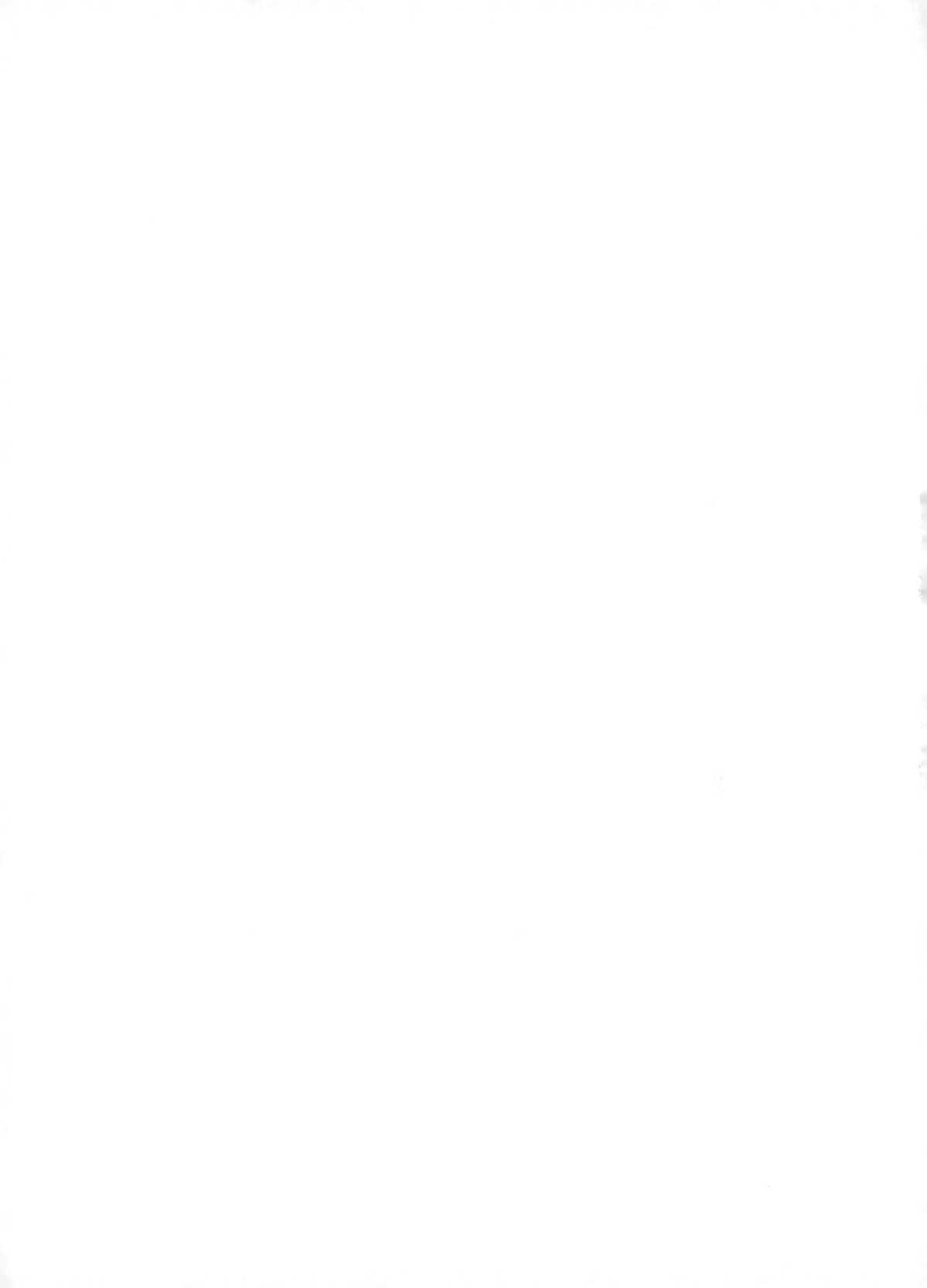

Literaturhinweise zu Teil II

Kraus, M.: Ätherische Öle für Körper, Geist und Seele
  Orbis-Verlag, München 1993

Lockie, A.; Geddes, N.: Homöopathie – Das große Handbuch der Heilverfahren
  bei häufig vorkommenden Erkrankungen
  BLV, München, Wien, Zürich 1999

Mc Intyre, A.: Frauenhandbuch – Heilkräuter
  BLV, München, Wien, Zürich 1996

Minker, M.; Scholz, R.: Das große Buch der Naturheilweisen
  Brigitte-Edition Naumann und Göbel, Köln 1992

Stadelmann, I.: Die Hebammensprechstunde
  Eigenverlag 1999
  (Stadelmann, Ingeborg; An der Schmicdc 1; 87487 Ermengerst)

Zur Akupunktur:

Römer, A.: Akupunktur für Hebammen, Geburtshelfer und Gynäkologen
  Hippokrates-Verlag,Stuttgart 1999 - 2002

Römer, A.: Akupunktur-Lern- und Praxiskarten für Hebammen
  Hippokrates-Verlag, Stuttgart 2001

Schulte-Uebbing, C.: Akupunktur für Schwangerschaft, Geburt und Wochenbett
  Walter de Gruyter-Verlag, Berlin, New York 2000